# 脚気の歴史

## 日本人の創造性をめぐる闘い

板倉聖宣 著

やまねこブックレット

仮説社

# 前口上

昔、脚気（かっけ）という病気があった。

少し年配の人なら、「ああ、医者が膝を木槌でたたくあの病気だな」と思いだすことだろう。「木槌のようなもので患者の膝頭をたたいたとき、脚がぴょんと持ち上がれば〈腱《ケン》反射がある〉といって脚気でない証拠となる」という、なんとなくひょうきんな病気である。しかし、もう少し上の年配の人になると、そんな冗談をいってはいられない。実際に脚気になって「脚が大きくむくみ、歩けなくなった」という人も少なくないからである。そしてさらに年配の人になると、「恐ろしい病気だった。脚だけの病気のうちはいいが、その病気が心臓にまで達すると、〈衝心《しょうしん》する〉といって、とても苦しんで二、三日のうちに死んでしまった」と話してくれるだろう。「そういえば、日露戦争のときは〈百万だかの兵隊のうち何十万人もの兵隊が脚気になり、何万という兵隊がそのために死んだ〉ということを聞いたことがある」という人もあることだろう。

兵隊だけではない。一九四〇(昭和十五)年ころまで、日本で脚気のために死ぬ人の数は毎年一万人を下ることはほとんどなかったのである。

この物語は、「そのように恐ろしい脚気という病気を、日本人がどのようにして克服してきたか」という物語である。

その時代は、何でもかでも欧米の文化を模倣して、日本の文化を高めようとみんなが懸命になっていた時代であった。

明治以後、日本は欧米の文化をまるごと取り入れるようになって、ついに今日の日本をつくりあげることに成功したのだ。それは、〈世界史上かつてない文化輸入の成功例〉と言われることもある。その時代は「模倣の時代」と呼ぶこともできる時代であった。

医学の分野では、明治以後、東京大学医学部を中心にドイツ医学を全面的に取り入れるようになった。そして、ドイツの医学者コッホに始まる細菌学などを学んで、流行病の普及に対して日本の医療体制を近代化することに成功した。当然のことながら、日本の医者たちは、明治以後とくに流行した脚気の病理を日本に来たドイツ人医師たちに尋ねた。しかし、ドイツの医師も医学者たちも、この病気に関しては何とも手を下すことができなかった。こんな病気は、ヨーロッパではかつて見られなかったからである。

不思議なことに、脚気は、ヨーロッパやアメリカには見られない病気であった。しかし、東南アジアには「ベリベリ」という脚気に似た病気があった。脚気やベリベリは、主として米を主食とする地域の人々だけがかかるのである。だから、この病気に関してだけは欧米の医学者たちも、日本の医者の質問に的確に答えることはできなかった。そこで、脚気ばかりはどうしても日本人自らその予防と治療の方法をさぐり、その病原をつきとめなければならなかったのである。つまり、脚気克服の歴史は、「模倣の時代」の中にありながら、その模倣の枠を乗り越えて創造的に解決していくことが問題になった歴史であった。

しかし、「模倣の時代」というのは、エリートであればあるほど創造的に考えることを恐れる時代でもあった。「模倣の時代」の枠を越えて進むことは、口で言うのはやさしくとも、それを実行するのはとてもむずかしいことであった。だからその歴史は波瀾に満ち、時にはとても生臭い歴史ともなった。

少し前まで、私は脚気病研究がこんなにも波欄に満ちたものであることを知らなかった。

いま私たちは、時代そのものが「模倣の時代」を越えることが要請されている時代に一歩踏みこんでいる。そこで私は、「そんな時代に、どのような人々がいかにしてその創造性を発揮して脚気の予防・治療法を開発していったか。そして、それをどんな人々が妨害し、弾圧・抑圧さえしたか」ということを探って一つの物語りにまとめ、時代の要請に応えようとした。

「事実は小説より奇なり」ということは、こんな話のことをいうのだろう。文才のない私は、ただただ歴史資料に語らせることによってこの物語りを綴ることにする。

『模倣の時代・上』より

＊本書は板倉聖宣『模倣の時代　上・下』（仮説社）の簡約版と言えるものです。本書を読んでより詳しいことを知りたいとお思いの方は、ぜひ『模倣の時代』をご検討ください。同書の上巻は長い間品切れになっていましたが、今は入手可能です。

イラスト　梶 鮎太

# 脚気の歴史　日本人の創造性をめぐる闘い

板倉聖宣

## 第13代将軍家定の突然の死

安政五（一八五八）年の七月三日のことである。伊東玄朴《げんぼく》（一八〇〇～七一）はいつものように患者の家を回診している途上で、いやしからぬ武士の一団に呼び止められた。

「あなた様は伊東玄朴殿ではござらぬか」

「さよう。いまは回診の途上じゃ。ちと急ぐので、診察のことなら後にして欲しいのじゃが」

玄朴がそう言うと、中央の武士が進み出て言った。

「先生を捜して参った。急用でござる。即刻御同行願いたい」

「御用とは、どんな御用かな？」

「いや、ここで申すわけにはいかぬ。ともかくお城まで御同行願いたい」

「お城？　というと江戸城のことでござるか？」

「さよう。子細《しさい》は後ほどにして、さあ、急いでくだされ」

無礼なことである。しかし、相手の無礼なことに腹を立てている暇も与えられず、「ともかく急いで」ということで駕籠《かご》に乗せられてしまった。いや、「押し込められた」といったほうがいいかも知れない。

「これでは人さらいと同じことではないか」

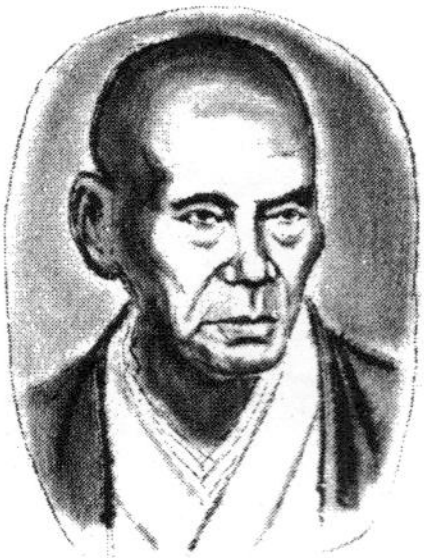

伊東 玄朴

駕籠《かご》に乗せられてから、玄朴は考えた。「お城に何の用があるのだろうか」

伊東玄朴は医者である。だから〈そうそう手荒い真似はされまい〉という想いはあった。しかし、この仕打ちはちと酷《ひど》すぎる。武士たちの物腰《ものごし》はとても丁重《ていちょう》だが、やり方は荒っぽいとしかいいようがない。

玄朴は、遅ればせながらも、その慇懃無礼《いんぎんぶれい》なやり方に腹を立てはじめると、急にいやな予感がしてきた。

「そういえばあの武士はさっき、小声で〈大老様《たいろう》が御用で〉とか何とかいったな。大老といえば、井伊《いい》様のことではないか。いったいこれはどうしたことだ」

井伊直弼《なおすけ》（一八一五〜六〇）が江戸幕府の大老職についたのは、つい二ヵ月前の四月二十三日のことであった。

大老というのは老中《ろうじゅう》の上にあって政治を総括する職である。江戸幕府では、普段は将軍の意を受けた数人の老中が輪番《りんばん》あるいは合議制で政治をするようになっていた。しかし、合議制では強力な政治をするのは困難である。そこで、非常の時には数人の老中の上に大老という職が設けられて、一人で政治をきりもりするようにもなっていた。当時は、五年前の嘉永《かえい》六（一八五三）年の六月三日にアメリカの軍艦4隻が江戸湾に現れてからというもの、まさにその「非常時」にぴったりの時代であった。「アメリカの軍艦がその軍事力を背景に日本に通商を求めてきた」というので、それにどう対処したらよいか、急に政治議論が高まった。幕府の軍事力に自信があれば追い払えばいいのだが、肝心の防御はからきしだった。しかし軍事力の差を見ることのできない人々はただやたらに「外国船を追い払え」というのみだった。そこで、幕府は〈右往左往《うおうさおう》、為すべきところを知らず〉という具合でガタピシしていたのである。だから、幕府では強力な政治力を発揮する大老に期待をかけるしか仕様がなかったのである。

井伊直弼は大老の職につくとすぐに、ひとまずアメリカの要求を容れて日米通商条約《にちべいつうしょうじょうやく》を締結《ていけつ》する方針を定めた。そして、六月十九日にはもう、江戸湾に停泊中のアメリカ軍艦上で「日米修好通商条約《にちべいしゅうこうつうしょうじょうやく》」と「貿易協定《ぼうえききょうてい》」に調印してしまった。すると、それに対して日本中から非難の声が一斉にあがった。「外国の圧力に屈して勝手に通商条約を結んだのはけしからん」というのである。「法理論的に言うと、幕府には国際的な通商条約など結ぶ資格はないはずだ」という議論も現れて、急に京都の天皇の存在が浮上してきた。

〈江戸幕府の成立以来、徳川将軍家に対する忠誠を強いられてきた外様大名《とざま》〉――「薩摩《さつま》〔鹿児島県〕の島津家《しまづ》」とか「長門《ながと》〔山口県〕の毛利家《もうり》」とか、「土佐〔高知県〕の山内家《やまのうち》」とかが幕府の方針に反対しただけではなかった。六月二十四日には、水戸藩の前藩主徳川斉昭《なりあき》と尾張藩主徳川慶恕《よしくみ》とが江戸城に現れ、「井伊大老が通商条約に調印したことに抗議する」という事件が起きた。水戸藩と尾張藩といえばいわゆる徳川御三家のうちの二家で（残りは紀州藩）、江戸幕府の中心をなす藩である。そのときこの二人は、「次期将軍に一橋慶喜《ひとつばしよしのぶ》を擁立して国難に当たるべきだ」とも主張した。当時の将軍家定《いえさだ》は病弱で子どもがなかったから、「跡継ぎを誰にするか」という問題があったからである。

「一橋慶喜」というのは水戸藩主徳川斉昭の七男で、そのころはすでに一橋家を継いでいたが、

「系図の上から将軍になるべき人物」の中でも「とくに優れた才能をもっている」ことが知られていた人物だった。

江戸幕府の中心を構成する御三家の中での対立がはっきりしてしまったのである。

井伊大老はこれに対して断固たる態度をとった。六月二十五日、幕府は三家はじめ諸大名に対して、「紀州藩主徳川家茂《いえもち》を将軍家の世継ぎとする」と発表して、将軍の擁立《ようりつ》運動を押さえることをはかったのである。徳川家茂は一八四六年生まれだから、当時まだ12歳の子どもであった。

それだけのことは、伊東玄朴も知っていた。「井伊様は実行力のあるお方だ」と玄朴は感じていた。「それにしても、井伊様は自分に何の用があるというのだろう。もしかすると、将軍の病気が急に悪化したのかも知れない。それでこの私に〈急いで診察せよ〉というのだろうか。……「それなら、これは奥医師になるまたとないチャンスだぞ」——そう思うと、玄朴は急にウキウキした気分になってくるのだった。しかし、想像できることはいいことばかりではなかった。「それとも、〈お玉が池の種痘所《しゅとうじょ》〉のことで何か悪いことでも……」そう考えるといろんな不安も起きてくるのだった。

伊東玄朴は昔ながらの医者ではなかった。かれは〈オランダ医学を修めた医者〉、つまり〈蘭方《らんぽう》（法）医〉だったのだ。

当時の日本は、外国との交渉を長崎港だけに限っていた。また「外国」といっても、取引を認められていたのは中国と朝鮮のほかはオランダだけであった。そこで、江戸時代の好奇心のある人々は、オランダの船が日本に持ってくるいろいろな品物に興味を集中させていた。人々は、オランダ渡来《とらい》の「望遠鏡や顕微鏡、エレキテル（摩擦器電気）」などに目を見張った。はじめは、「西洋人はおもちゃのようなものを工夫するのがうまい」と感心させられていただけだったが、間もなく、「オランダの学問は日本の学問よりずっと進んでいるらしい」と考える人々も出てきた。オランダ語で書かれた本の詳しい内容は分らなくても、その本に描かれている図を見るだけで、そこにどんなことが書かれているか、およその見当はつく。いや、たいていの人は、オランダ渡来の本を手にしてパラパラとめくっただけで驚いた。向うの本に出てくる図版はとても精巧に描かれていたからだ。図版を見るだけで、海の向うの学問のほうがずっと進んできているということはすぐに察することができるのだった。

そこで、「先見の明のある人々」の中には、オランダの学問を何とかして学びとろうとする人々が出てきた。それにはあの「ヒゲのような文字」を解読しなければならない。そこでまず、長崎でオランダ語の通訳をしている人々の中でも学問好きな人々が、オランダ語で書かれた本を読みはじめた。それから、医者がオランダの医学に目をつけて、それを学ぶことをはじめた。「道徳や政治の学問」は「日本とオランダではまるで違う」ということもあるが、医学ならオランダ人も日本人も変わらない。「どこの国の医術であろうとも、少しでも進んだものは取り入れたほうがいい」というわけだ。

玄朴は、最初の名を「勘造《かんぞう》」といい、長崎に近い農村に生まれた。

彼の家は貧しい農家だったが、隣り村の医者、古川左庵の家に下男として住み込んで、見よう見真似で医術を身につけた。十九歳のとき父が死んで家に帰ったが、そのとき医者の看板を出したのが彼の医者としての始まりである。もちろん最初はろくに治療法も知らなかったが、「親切と熱心さ」を売りものに患者を見ているうちに腕も上がり、近所の人々の信頼も得て患者も増えるようになった。江戸時代には、医者になるのに免状といったものはなかったから、誰でも医者を名乗ることができたし、人々に実力さえ認められれば、医者として生きていけたのである。

医者開業四年後、勘造は長崎に出てオランダ医学を学ぶことにした。彼はお寺に住みこんで、ただもうガムシャラに働き、ガムシャラに学んだ。彼はまず、オランダ通詞《つうじ》・猪股《いのまた》伝次右衛門からオランダ語の手ほどきを受け、さらにオランダ商館の医者シーボルト（一七九六〜一八六六）からも医学を学ぶことになった。そしてチャンスに恵まれて佐賀藩士に取り立てられることになったのである。

その間には、恐ろしい目にもあった。

「あれは、二十六、七のことだったな」――彼は思いだすともなく思い出していた。

文政九（一八二六）年のこと、勘造は江戸に向かうオランダ商館長の一行に従って江戸へ出た。そのとき彼は、オランダ商館長が長崎に帰った後も江戸に残った。じつは先生の猪股伝次右衛門が江戸で急死してしまい、〈その子でやはりオランダ通詞となっていた猪股源三郎〉が江戸でオランダ語を教えることになって、その仕事を手伝ったのである。そして一年後、長崎にもどるとき、彼は源三郎先生から、

「この包みを長崎にいるシーボルト先生に届けて欲しい」

と頼まれた。包みというのは、〈日本の地図〉であった。浅草天文台の「天文方《てんもんがた》」兼「御書物奉行《ごしょもつぶぎょう》」――つまり今でいうと、幕府天文台長兼図書館長の高橋作左衛門《さくざえもん》からの贈り物である。それにはオランダ語で書かれた「シーボルトへ」という手紙も添えられてあった。

勘造が長崎に到着してさっそくその地図をシーボルト先生に手渡すと、シーボルトは大喜びだった。シーボルトは高橋に『世界一周記』やオランダ領東インドの地図などを与え、その代わりに、貴重な日本地図を入手することができたのだ。その地図には日本全土のほかに間宮林蔵《まみやりんぞう》や最上徳内《もがみとくない》が測量したばかりの樺太《からふと》などの地図も含まれていた。そのとき、勘造は駄賃としてシーボルトから琉球諸島の地図をもらった。

ところが、そんなところにちょっとした事件が起きた。シーボルトがオランダに向けて乗り込む船が台風にあって座礁《ざしょう》してしまったのだ。そこで、シーボルトがその船に積んでおいた荷物の中身が明るみにでることになってしまった。不幸なことに、その中から、幕府が国外への持ち出しを禁じていた品物が出てきたから、急に事件が大きくなった。勘造＝玄朴が届けた日本地図もその禁制品の一つである。さっそくそれらの品物の出所が探索された。そして、翌一八二六年の十月、高橋作左衛門と眼科医の土生玄碩《はぶげんせき》親子やオランダ通詞の猪股源三郎などが捕えられた。高橋作左衛門は牢獄で拷問を受けて獄死した。猪股源三郎は獄中で自殺した。いわゆる「シーボルト事件」である。しかし、勘造（以下、玄朴）だけは運よく災難を免れることが出来た。

「あのときは、偶然熊本に行っていたから捕まらなくてすんだのだ。あとから事件のことを知って自首して出て、〈私は、自分が運んだ包みが何かはまったく知りませんでした〉といいはって、やっとのことで連座《れんざ》（罪を犯した本人だけでなく、その家族にまで刑が及ぶこと）を免れたのだった」

そう思い出すだけで、玄朴は冷汗をかいていた。

しかし、それから後も、オランダ医者にとって危険な年月が続いていた。幕府は、「オランダ医者が新奇《しんき》なことを持ち出して人々の心を迷わすようなことがないか」と、いつも白い眼で見ていたのだ。その結果、十年程前には、老中阿部伊勢守が「オランダ医術の禁止令」を出したことがあった。その禁令が解けたのは、安政元（一八五四）年のことで、まだそれから四年しかたっていない。

それなのに、昨年彼は、仲間の蘭方医たちに呼びかけて、大きな仕事を始めていた。「江戸に種痘所を設ける仕事」である。

江戸時代には「天然痘《てんねんとう》」という恐ろしい伝染病が流行《はや》って多数の人々の命を奪っていた。幸い命をとりとめても、顔に見にくいあばたが残ったりした。しかし、オランダ医者たちには、その恐ろしい天然痘もオランダ渡来の〈種痘《しゅとう》〉さえすれば見事に予防できることが判っていた。「この種痘さえ普及させることが出来れば、人々はオランダ医術のすぐれていることを認めるようになる」ということは誰の目にも明らかであると思えた。そこで、「オランダ医術禁止令」が解けると、玄朴は大槻俊斉らの仲間の蘭方医に図って、「江戸に種痘所を設ける計画」をすすめた。去年の八月には幕府の許可もあり、今年の五月七日には、「神田お玉ケ池」にその「私設種痘所」が開設されたばかりであった。

「あの仕事は幕府の許可もちゃんと取ったことだし、問題はないはずだ」

玄朴はそう思ったが、どこでどう転んでまたどういう事件がおきないとは限らない。

「あのお玉ヶ池の種痘所のことで何か悪いことが起きたのでないといいが……」

そう考えると、彼は急に不安に襲われて、その自信の無さに吾ながら腹がたった。

「あのころはわしも若かった。しかし、今では何といってもわしは蘭方医の柱だ」

彼は、そう思って、自分自身に「しっかりしろ、しっかりしろ」といいきかせるのだった。

「わしがしっかりせんことには蘭方医の世がこないというのに」


玄朴がとりとめもなく頭をめぐらしているうちに、駕籠は城に着いたようだった。

玄朴が江戸城の奥に通されると、井伊大老が待っていた。

「大儀であった。じつは、これは内密のことなのだが」と、大老はすぐに用件を話しだした。「上様の容体が急に悪化した。ついては、貴殿にもすぐに診《み》て欲しいのだ。その前に取り急ぎ、貴殿を奥医師に取り立てることになるが」

玄朴は、その話を上の空で聞いたような気がした。

「いま、何という言葉を聞いたのだろう」——少しは予想したことではあったが、こうも突然に幸運が開けてくるとは想いもしないことだった。

「奥医師になること」——それが玄朴の最後の願いだった。「その願いが突然かなえられることになったらしい」と知って、彼はまた落ち着きをなくしてしまった。悪い予想は、すべて取り越し苦労だったのだ。

しかし、この日、とり急ぎ江戸城に呼びこまれたのは伊東玄朴だけではなかった。同じ蘭方医の仲間の戸塚静海《とつかせいかい》も、同じようにして連れてこられた一人であった。

その頃、坪井信道《つぼいしんどう》（一七九六～一八四八）と戸塚静海（一七九九～一八七六）と伊東玄朴（一八〇〇～一八七一）の三人は「三大西洋医師」と呼ばれていた。そのうち、坪井はすでに亡くなっていた。だから、井伊大老が〈将軍の急病〉という大事の前に蘭方医の助力をも求めることになって、伊東玄朴と戸塚静海の二人を起用したのは偶然のことではなかった。

蘭方医学はこれまでさまざまな形で抑圧されてきたが、その蘭方医の代表が、将軍をじきじきに診察する奥医師の地位にまで達したということは、蘭方医学、ひいては蘭学（オランダの学問）が一般に公認されることを意味するものでもあった。

「ついに私らの時代がやってきたのだ」

玄朴と静海は感無量の感激にひたっていた。

ところが、この日、新しく奥医師として召し抱えられたのは、玄朴ら蘭方医だけではなかった。漢方医の青木春岱《しゅんたい》と、もう一人、江戸市中で脚気の専門医として知られていた遠田澄庵《とおだちょうあん》（一八一八～一八八九）も、内密に江戸城に呼びこまれていたのだ。そして彼等二人も奥医師として任用の上、将軍家定の脈をとることになったのである。まさしく、この日は、漢方医と蘭方医の腕の見せ所だった。

さて、いよいよ将軍の診察という時になって、幕府の役人は、

「診察の結果は、見込みを封書にして提出して下さいませ。他言は堅く無用でございまする」
といった。

玄朴と静海は出来ることなら話し合って、その診断をより確かなものにしたいと思ったに違いないが、それは許されなかったのだ。

じつは当時の政治状勢からすると、「将軍の急病は毒を盛られた結果ではないか」と疑うのも、それほど不自然なことではなかった。

そんな状況であれば、医者ひとり一人に診断させないと、医者に毒殺される心配もしなければならなかったであろう。また、新しい奥医師一人ひとりの力量を見定める上でも、秘密申告が必要とされたのかも知れない。

このとき、伊東玄朴らの蘭方医は、「御大患《ごたいかん》でございまするが、御治療申しあげます」と書いて差し出した。

ところが、脚気病専門の遠田澄庵だけは、ただ、「恐れ入り候《そうろう》御容態《ごようだい》に御座候《ござそうろう》」とだけ書いて差し出した。澄庵は「脚気が心臓にまわっていて助けようがない」と診断を下したのである。

＊当時将軍家定付きの小姓だった竹本要斉が明治24年に歴史家たちの質問に答えた証言による――『旧事諮問録』(岩波文庫版、27ぺ)。

伊東栄の『伊東玄朴伝(一九一六)によると、このとき玄朴は、土圭《とけい》の間で井伊大老の質問に答えて、

「なお48時間を持続すべし」

といったという。すると、大老から、

「多紀楽真院《たきらくしんいん》（幕府医学所の責任者）の拝診では〈12時間以上は持続しないでしょう〉とのことであったが、48時間以上もったらば、全治することも可能だろうか」

と問い返されて、

「大病《たいびょう》はなお大火《たいか》の如し。炎燃《えんねん》はげしき時は水を以《もっ》て防ぐも難《かた》し。幸い悪風《おふう》やみて火消ゆるも、こは天命にして人力にあらず」

と答えたという。

ともかく、こうなれば、あとは蘭方医に治療を任せるほかない。

大老はその薬の処方をきいて、調合を漢方医の多紀楽真院に任せようとしたが、伊東玄朴は、

「西洋医法の調薬のことは、漢方医の知るところではありません」

と、きっぱりと断った。そして、さらに、

「西洋医はわれら二人だけでは手薄でござりまする。あと数人の手助けが必要でございます」

と主張して、もっと若い蘭方医、竹内玄同（一八〇五～八八）、坪井信良（一八二三～一九〇四）、林洞海（一八一三～一八九五）、伊東貫斉（一八二六～一八九三）の四人を奥医師に任官させることに成功した。

こうして、玄朴ら六人の蘭方医は協力して、治療に当たることになったのである。

しかし、結局、将軍家定の命は助からなかった。

家定は病状の急変から三日後の七月六日の夜になって亡くなった。35歳の若さであった

（一八二四〜一八五八）。死因は「脚気衝心《かっけしょうしん》」（脚気による心臓発作）と診断された。

家定の小姓、竹本要斉たちは、

「やはり脚気専門の遠田澄庵先生が予言したとおりだ。あの先生は、あのときもう上様の病が心臓にきていることを見抜いていたのだ」

とうわさした。そして、

「脚気のことを〈三日坊《みっかぼう》〉とはよくいったものだ」

といった。


井伊大老は、将軍家定の病死を何とか食い止めたかったに違いない。一日でも二日でもその死を延ばしたかった。

大老は将軍家定の病状が悪化して、その死が遠くないことを知ると直ぐ、七月五日のうちに、将軍の跡継ぎ騒動に対する処分を発表した。

「水戸藩前藩主徳川斉昭に謹慎申し付ける。

尾張藩主徳川慶恕・松平慶永《よしなが》に謹慎と隠居を申し付ける」

将軍はその翌日に突如として死んだのである。

しかし、幕府は、その将軍の死の事実を極秘にして発表しなかった。

そして、伊東玄朴らの新しい奥医師たちは、三日前にさらわれるようにして連れ去られたまま、いったん我が家に帰ることも許されなかった。「伊東玄朴らそうそうたる医者があわただしく江戸城に呼ばれて、三日して放免になった」ということになれば、「将軍の身に何か起こった」ということをかぎつけられる恐れがあったからであろう。

伊東玄朴がやっと許されて帰宅したのは、それから十日後のことである。

玄朴は家に帰ってみて驚いた。家では、玄朴が江戸城にいることも知らされていなかったのである。

「主人が突如姿を消して、十何日も帰らない」

というので八方捜索を続けたが、行方が判らないと諦めかけていたところに、本人が「奥医師に任用された」という嬉しい知らせをもって、ひょっこり帰ってきたのである。

玄朴は江戸城で、使いの者にその消息を知らせるよう頼んであったのであろうが、幕府は将軍の急病のことが露顕《ろけん》するのを恐れて、家にも知らせてなかったのであろう。

このとき、伊東家の人々は、いまの時代劇によく見られるような「神かくし事件」を十数日間にもわたって体験させられたのである。戸塚静海や遠田澄庵の家でも、同じように「神かくし事件」が問題にされていたのかも知れない。

結局、将軍家定の病死が正式に発表されたのは、八月八日になってからのことであった。それでも人々は「将軍は毒殺されたのではないか」と噂しあった。「大名方はみな毒殺を恐れて、江戸城に行くときは弁当持ちだとよ」と、まことしやかに噂する人もあった。そんな噂を簡単に否定できないような事件の最中での出来事だったからである。

将軍家定の脚気衝心は、大老井伊直弼の決断を促《うなが》して、突如として西洋医の奥医師登用に道を開いた。しかし、実は、この脚気という病気は、西欧諸国に見られない病気であった。そこで西洋医者たちも、この病気ばかりは「西欧の医学の権威者たちの研究の成果をそのまま当てにする」ということはできなかった。日本人がみずからの研究をもとにして、その予防法・治療法を発見し、その病気の正体を明かすことが要請されていたのである。そのためには、江戸時代にすでに脚気の専門医を産み出していた漢方医学の成果をどう受け継ぐかが問題であった。

結局私たちは、この「脚気病」という新しい病気との人々の闘いの歴史を学ぶことによって、「どのような人々、どのような制度がもっとも創造的でありえたか」「どのような人々と制度が創造的な活動に大きな障害となったか」ということを学ぶことができるようになるだろう。そして、模倣と創造の微妙なからみあいの中にある落とし穴を発見することが出来るようになるかも知れない。そんなことを考えながら、これから私は、この物語を綴《つづ》っていくことにする。

この物語は、世界の科学の歴史における「天動説と地動説との闘いの歴史」、「原子論と反原子論との闘いの歴史」、「フロギストン（燃素《ねんそ》）説と酸素説との闘いの歴史」、「進化論と天地創造説との闘いの歴史」などに見られたのと同じような、「もっとも原則的な問題に対する科学者たちの闘いの歴史」を見せてくれることになるだろう。そして、いかにして科学的な考え方を確立していったらよいか、いかに原則的に考え、いかに柔軟に考えることが創造性の根本であるか、ということを明らかにしてくれることになるであろう。

# 漢方医と西洋医の対立

## 第13代将軍と第14代将軍の命を奪った脚気衝心

江戸幕府の延命を図ろうとした人々の画策によって、天皇の妹、和宮《かずのみや》が第14代将軍家茂《いえもち》と結婚するために京都から江戸に向かったのは一八六一（文久元）年、明治マイナス7年のことである。

その同じ年の秋、鈴鹿《すずか》峠を越えてやっとのことで土山の宿《しゅく》にたどりついた旅人があった。彼は山陰の津和野《つわの》藩の医者であったが、不覚にも江戸で〈江戸わずらい〉――今でいう「脚気」となり、藩主の行列に遅れての帰国の旅であった。

その旅人はその土山の宿に着くと、供の者に「明日一日の休息をとろう」と言った。しかし、その夜中、彼は苦しみながら息を引き取った。脚気衝心であった。

その知らせを受けて悲しみに沈んでいた家族の者にも、やがて春が来た。1月19日、亡くなった医者の孫にあたる男の子が生まれたのである。家族の者は、誰いうとなく「お爺さまの生まれ代わりだ」といった。森林太郎《りんたろう》、のちの森鷗外《おうがい》はこうして生まれたのである。そして、その年の2月11日、皇女和宮は将軍家茂と結婚の式を挙げた。

慶応元年、明治マイナス3年、将軍家茂《いえもち》は大坂城で冬を越した。幕府にたてつく長州藩の征伐が思うように捗《はかど》らずにいらいらした毎日を送る日が多かったためだろうか、家茂はやがて身体をこわし、脚がむくみだした。そしてとうとう、大阪城の中で亡くなった。たくさんの医者たちが動員されたが、その命を救うことはできなかった。死因は脚気衝心であった。

　このとき、外国の医者たちは、将軍が本当に脚気で死んだのかどうかを疑った。西洋の医者たちは脚気を伝染病と考えていたので、衛生環境のいい将軍がまっさきに伝染病にかかるなどとは信じられなかったからである。

## 明治維新後大流行した脚気

　明治維新のとき、江戸幕府の没落とともに漢方医学は権威を失うことになった。明治維新の戦争——戊辰《ぼしん》戦争のとき、外科のない漢方医学の医者たちは戦傷者を看護することもできなかったのだ。天皇の典医《てんい》たちも新しい時代を迎えて、西洋医学を採用するようになった。

　しかし、明治維新後、脚気は国民病としてますます流行するようになった。それは、今から考えると、「混砂《こんさ》精米法」といって、「玄米に摩擦《まさつ》剤を混ぜて精米する方法」が普及した結果、「完全に精白された白米が安く手に入るようになった」ということも関係していたようだ。江戸時代には、脚気は「江戸わずらい」といって、それにかかるのは江戸住まいの武士や豊かな町人たちに限られていた。ところが、明治以後は東京や大阪に出てきた書生や兵隊などに脚気が大流行するようになったのである。

それは徴兵制《ちょうへいせい》（国が国民に〈兵役の義務〉を課す制度）が採用された軍隊においてとくに著しかった。明治四年にはこんな事件も起きた。全権使節を乗せたロシア派遣の軍艦の乗組員の過半数が脚気になってしまったのだ。明治五年の大阪陸軍の病人の大部分は脚気で占められていた。

天皇も脚気のことで心を痛めていた。

一八七七（明治10）年の初め、天皇は墓参りのために久しぶりに京都に出かけた。ところが、そこに「西南戦争」が始まった。明治維新の最大の功労者、西郷隆盛が、鹿児島の不満士族たちに担がれて武装蜂起したのである。そこで、天皇はそのまま京都に止まることになったが、健康状態がどうもおかしい。天皇も脚気になったのである。

そのころ、脚気にもっともいい治療法として知られていたのは、「転地療法」（住み慣れた土地を離れて別の土地で療養すること）であった。漢方医たちは、「長い間治らなかった脚気患者も田舎に帰ったとたん治ることが多い」ということを知っていた。西洋医たちは「脚気は伝染病に違いない」と考えていたが、その伝染病説の立場からしても、転地療法は理にかなった療法であった。そこで西洋医たちも、漢方医たちと同じように転地療法を第一としていたのだった。

天皇が脚気になったとき、〈当時の日本最高の西洋医たちから成り立っていた天皇の侍医たち〉も、「やはり転地療法が一番いい」と考えた。そこで、天皇も京都から東京に帰ることになった。

それなら、東京にもどったら、天皇の脚気はすぐに快方に向かったであろうか。実は、天皇の脚気は一向によくならなかった。天皇はいらいらした。

ところが、天皇の脚気がよくならないうちに、「明治天皇の叔母」にあたる静寛院宮《せいかんいんのみや》が脚気になった。「静寛院宮」というのはかつての「皇女和宮《こうじょかずのみや》」のことである（以下〈和宮〉で通す）。天皇の侍医たちは、和宮の看護にも全力をつくすことになった。このとき、天皇の侍医たちは「やはり転地療法を進めるのがいい」と主張した。しかし、脚気の専門医として知られていた遠田澄庵はそれに反対したという。遠田澄庵は、幕末に将軍家に召し抱えられて以来、和宮の診察にも当たっていたのだ。

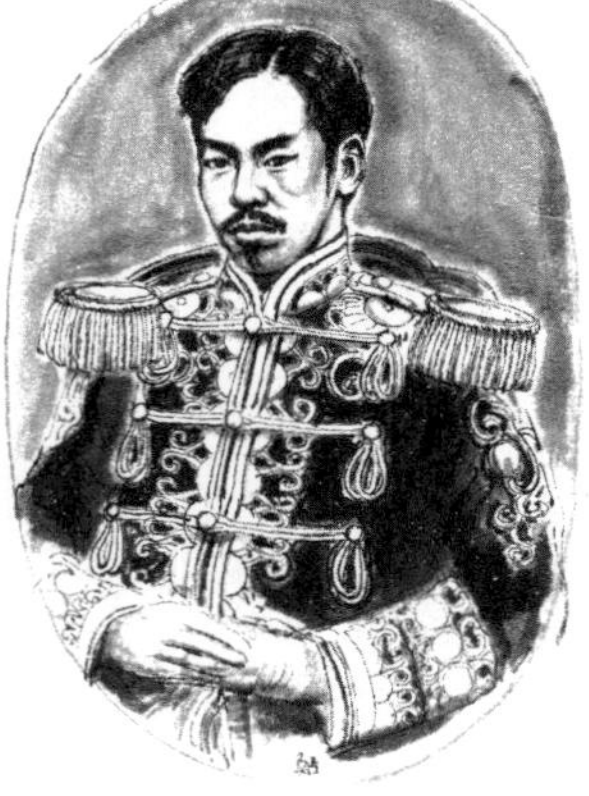

明治天皇

遠田澄庵は、漢方医としても「格式の高くない町医者」に過ぎなかった。しかし、こと脚気に関しては世評が高かった。澄庵は、「脚気が心臓にまで達している患者」の治療は拒否したが、一度「治《なお》して進ぜましょう」と約束した患者は「完全に治してみせた」という。その遠田澄庵が和宮の脚気を見て「転地の必要なし。私が治して進ぜましょう」といったというのだ。

しかし、和宮はけっきょく天皇の侍医たちの進言に従って、箱根に転地した。だが、転地先でも和宮の病状はよくならなかった。そして、侍医たちの努力も空しく、箱根で死んでしまった。

天皇や皇族の場合、なぜ転地療法が成果をあげなかったのだろうか。それは今からみれば簡単な話である。脚気は、「ビタミン$B_1$という栄養素の欠乏」によって引き起こされる。普通の人の場合は、土地が変わると食物も変わる。都会で白米ばかり食べていた人だって、「麦を二～四割入れた麦飯」や「七分つき程度の米の飯」を食べるようになる。副食物も変わる。そこで、都会では得られなかったビタミン$B_1$も摂取されるようになる。そこで、自然に脚気が治るのである。

ところが、天皇や和宮の場合は、手間ヒマかけて転地先に食料まで運ぶから、食事の内容はほとんど変わらない。それで転地療法の成果があがらないという結果になるのである。

それなら遠田澄庵の場合、転地療法に代わるものとして彼が用いた療法はどんなものだったのだろうか。

それは米食を禁じて、麦飯や小豆を食べさせることであった。これは今日から見ても、ビタミン$B_1$療法として適切なものである。だから、もし和宮が遠田澄庵の指示に従っていたら、命を失うことなどなかったことであろう。

## 「離宮建設」案と天皇の答え

天皇は、侍医たちに二度も裏切られたのだ。和宮が脚気で死んだとき、天皇の脚気はまだ完全に治っていなかった。天皇は、「当時日本最高の西洋医だった侍医たち」を信用できなくなってしまった。しかし、幸いなことに、天皇の脚気は間もなく治った。

けれども、脚気という病気は、秋がたになって一度治ったかにみえても、また翌年の春か夏になると再発することが多かった。だから侍医たちも天皇の重臣たちも、そのことを心配した。そこで岩倉具視《ともみ》は、ある日天皇にこう進言した。「いまのうちに、どこか気候のいい土地を選んで離宮《りきゅう》を建設して、来年また脚気の季節がこないうちに、そちらに移り住まわれたらいかがでございましょう」というのである。

しかし天皇は、ウンと言わなかった。そこで、こんどは大久保利道が同じことを天皇に進言した。しかし、やはり駄目であった。

そのとき天皇は、何と言ったのだろうか。

「転地療法もいいだろう。しかし、気候のいい土地の兵隊だって脚気にかかっているではないか。それを見ると、転地なんてあてにはならない。それに、朕《ちん》〈私〉のこと）は転地できるかもしれないが、日本人みんなが転地できるというものでもなかろう。この際、抜本的な脚気対策を立てるべきだ」――天皇は正論を述べたのである。

それに、天皇はさらに付け加えていった。「脚気という病気は西洋にない病気だというではないか。だとすると、この病気の対策をたてることには西洋医学ばかりを当てにしてはいけないのではないか。聞くところによると、日本にも遠田澄庵という〈脚気の専門医〉がいるそうではないか。そういう医者の言うことも広く聞くべきではないか」というのである。

## 脚気病院の設立と漢洋の脚気相撲

天皇からこうまで言われては、大久保利通《としみち》も計画を立て直さなければならない。そこで、彼は当時の〈内務省衛生局長〉長与専斉《ながよせんさい》と相談の上、「脚気病院」を設けることにした。

初め長与専斉は、「遠田澄庵の治療薬を聞き出して、それを西洋医の治療法の参考にすればいいだろう」と考えた。ところが、遠田澄庵から「家伝の秘薬の公開」を拒否されてしまった。それで、脚気専門の病院を設けて、そこで「西洋医と漢方医の両方に治療を担当させて、その知恵を競わせることにした」のである。その東京府立脚気病院が開設されたとき、人々は「漢洋の脚気相撲《かっけずもう》」を噂しあったという。

この計画はいかにも素人的である。おそらく、これは天皇と大久保利通あたりが相談してまとめたことであろう。しかし、そんな計画を知らされてあわてたのは、当時〈医学の西洋化〉を強引に進めていた医学官僚たちであった。内務省の長与専斉、陸軍省の石黒忠悳《ただのり》、東京府の長谷川泰といった人々である。彼らはみな「西洋医学のほうが漢方医学より優れていることに間違いはない」と確信していた。しかし、「脚気については西洋医たちはまだ未経験なため、その治療成績は劣るかもしれない」と心配していた。

「もう少したてば東大医学部がその卒業生を出すようになる。そうすれば脚気の研究も本格的に始められようというのに」――その人々はそう思った。

明治の初年から「ドイツ人教師たちによってじっくり仕込まれた学生たち」は、明治12年になって初めて東大医学部を卒業することになっていたのである。「それまでは、なんとしても、漢方の連中に大きな顔をしてもらっては困る」――それが、西洋医学官僚たちの一致した思いであった。

さて、それなら、その脚気病院での〈漢洋の脚気相撲〉の結果はどうなったのであろうか。

それが実はよく分からないのである。脚気病院では漢方医の今村良庵と遠田澄庵、西洋医は佐々木東洋と小林恒の各二人に治療に当たらせ、その成績を競わせたのであった。ところが、当時発表された結果が残っていないらしいのである。

巷《ちまた》では、「もちろん漢方医の成績のほうがよかった」と噂されたらしい。しかし、一部だけ残っている正式な記録によると、西洋医の成績のほうがよかったような結果になっている。しかし、西洋医たちはその結果を宣伝することもなかった。なぜだろうか。

どうも西洋医たちは、脚気病院の役員人事を独占することによって、結果が西洋医側にとって有利になるように仕向けたらしいのである。長谷川泰などは「遠田澄庵の秘薬の成分」を聞き出そうとして、陰謀じみたこともやっていた。そして、全体的な結果をウヤムヤのうちに葬ったというよりほかないようである。

不思議なこともあったものである。鳴物入りで宣伝された脚気相撲も、どちらが勝ったか分からないままにされてしまったのだ。

西洋医たちにとって幸いなことに、天皇の脚気は明治11年に再発しただけで、12年、13年、14年には再発しなくてすんだ。仕掛け人の大久保利通も、明治11年に暗殺されて亡くなっていた。

西洋医たちは、遠田澄庵らの漢方医の主要な脚気療法が「米食の廃止と麦飯採用」にあることを知って、「麦飯や小豆が脚気に効くなんて迷信だ」といって嘲笑した。

しかし、人々の中には漢方医のほうを信用する人が少なくなかった。兵隊たちのなかにも、脚気にかかると、兵営（兵士の宿舎）にいる軍医の治療には安心できなくて、休暇日には遠田澄庵

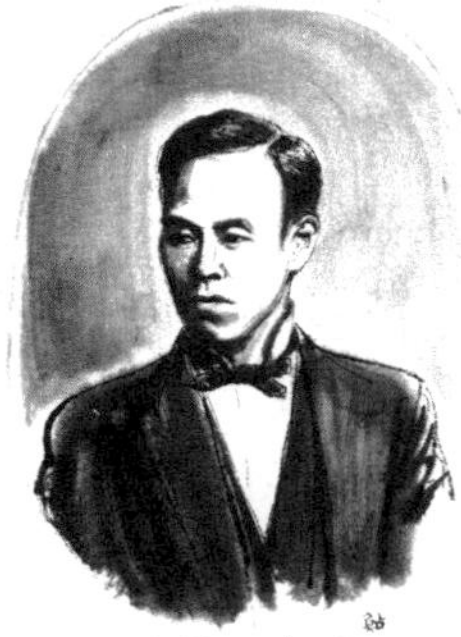

石黒　忠悳

の診断治療を受ける者が少なくなかった。そこで、元気のいい陸軍の石黒忠悳《ただのり》などは、日曜日に遠田澄庵の家の待合室にまでわざわざ出かけていって、そこに待っている兵隊たちを叱りつけて帰らせたこともあったほどだったという。

## 海軍・高木兼寛の兵食の洋食化実験

新しい脚気研究の時代は、明治13年の海軍軍医高木兼寛《かねひろ》（けんかん）の帰国から始まる。

高木兼寛は、「薩摩藩の郷士《ごうし》（下層の武士）」の出身で、父は大工だったという。彼は明治初年に海軍軍医になり、英国留学のチャンスをつかんだのだった。当時の日本の医学は「ドイツ医学」と決まっていたが、海軍の軍医だけはイギリス流だったのである。そのためか、留学から帰った高木兼寛の発想法は当時の他の医学者たちとはかなり違っていたようだ。

高木は英国から帰るとすぐに脚気問題の解決に取り組んだ。「英国海軍には脚気は皆無であるのに、なぜ日本の海軍では二～四割もの脚気患者が発生するのか」――その謎を解くのが彼の最初の問題だった。ところが、彼には「その問題の答えは半ば明らかなこと」に思えた。食料の違いである。

英国海軍はもちろん洋食である。それと比べると日本の海軍の食事はいかにも貧弱であった。

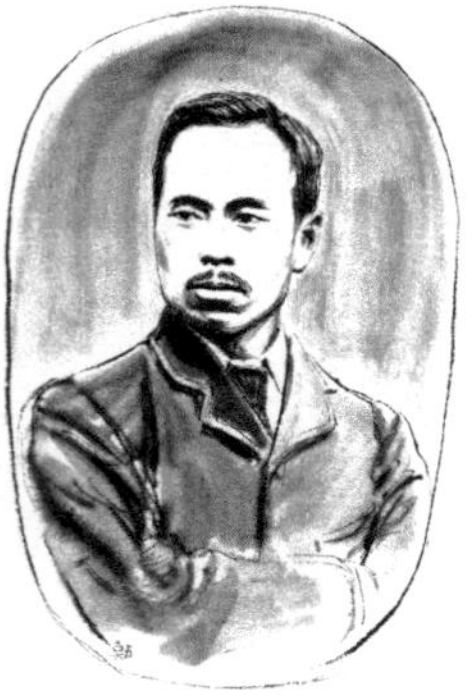

高木 兼寛

将校の食事はまだいい。問題なのは水兵たちの食事であった。しかも、脚気は将校にはほとんどなくて、水兵に多いのである。「日本の水兵の食事は、あれで蛋白質《たんぱくしつ》が足りるのだろうか」――長い間イギリス海軍で洋食を経験してきた高木兼寛は、いつもそう思っていたに違いない。

そんなところに、明治15年、朝鮮で〈壬午《じんご》事件〉とよばれる事件が起きて、日本は軍艦3隻を出動させた。ところが、何ということだ。その乗員に脚気患者が多発して、軍艦を動かせなくなってしまったのである。これでは戦争どころではない。高木は海軍軍医のナンバーワン候補として、脚気の問題に真剣に取り組まざるをえなくなった。しかし、兵食＝兵隊の食事全体を改善するとなったら、その食事代だけでも大変だ。

そんなときに、天皇の脚気が再発した。それは高木兼寛にとってチャンスだった。彼は、天皇に直接会って自分の脚気仮説を開陳《かいちん》する機会をつかんだのだ。

明治16年、高木兼寛は自分の仮説＝「脚気は食料中の蛋白分の不足によって生ずる」という仮説を引っ提《さ》げて天皇に会って詳しく説明した。彼が天皇に直々に会ったとなると、海軍の上層部も高木の意見を無視するわけにはいかなくなった。そこで彼は、海軍の兵食を思い切り洋食風に改める実験に乗り出すことができるようになった。明治17年5月、高木兼寛は自信に満ちて、陸海軍の軍医協議会に出席して自説を展開した。

しかし、陸軍は受付けなかった。陸軍の石黒忠悳《ただのり》は「脚気の細菌説」を主張して、「脚気が栄養欠陥からくるなどというのは西洋栄養学の常識を無視したものだ」と激しく反論したのである。それでも、高木は我が道を進んだ。明治17年2月には、脚気予防実験を兼ねて軍艦「筑波《つくば》」を遠洋航海に出したのだ。前年に遠洋航海から帰った軍艦「龍驤《りゅうじょう》」は371人中160人もの脚気患者を出し、25人が死亡していた。そこで、今度は「兵食を洋風化してその脚気の被害を見よう」というのであった。

その結果は劇的であった。筑波艦は14人の脚気患者を出しただけで、死亡者は皆無だったのだ。その年、高木は海軍の兵食全体を改善したが、「その成果も上がった」と高木は考えた。その年の海軍の脚気の発生率は例年の半分に減ったのである。

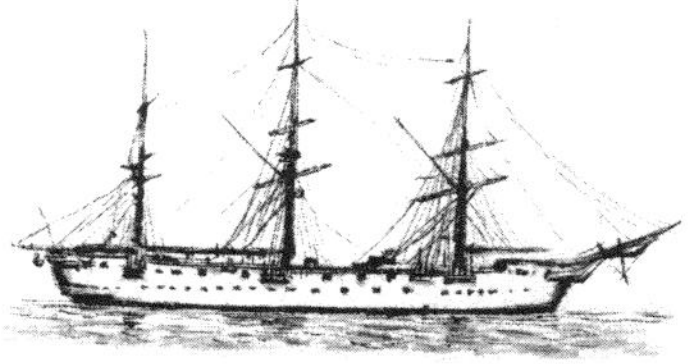

練習艦『筑波』

## 監獄での麦飯採用の思わぬ効果

同じ明治17年、大阪の陸軍では夏の演習後、たくさんの脚気患者が出た。当時は東京よりも大阪のほうが脚気の発生率は高かったのである。その軍医の最高責任者は大阪陸軍病院長の堀内利国《としくに》であった。彼は神戸に「転地療養所」を設け、若い軍医にその治療を担当させて、ときどき自分で視察することにした。

そこであるとき、そこの若い軍医に「何か脚気によく効く薬はないものかねえ」といった。すると、その重地《しげち》という軍医は「それなら、麦飯にするといいですよ」というではないか。堀内は「なに、麦飯だって？　君は漢方医の弟子にでもなったのかね」といい返してやった。

ところがである。それからしばらくしてまた堀内がその転地療養所を訪ねたとき、彼はまた何とはなしに「本当に、脚気によく効く薬はないものかねえ」と言ってしまった。するとまた重地三等軍医は、「それには、やっぱり麦飯がいいですよ」というではないか。堀内はあきれて、重地軍医の顔をみて再び「君はいつから遠田澄庵の弟子になったのかね」といい返した。しかし重地軍医も負けてはいなかった。「じつは、〈麦飯が脚気に効く〉という確実な証拠があるんです」というではないか。堀内が「ほう、どんな証拠かね」と問い返すと、重地はこう言ったという。

「じつは数年前〔正しくは明治14年〕、日本全国の監獄の規則が変わって、監獄の食事がそれまでの白米食から麦飯に変わりました。そうしたら、それから後、その監獄の脚気が目に見えて減って、今ではほとんど脚気が絶滅状態になっているということです」

その話を聞いて堀内利国は、一度は「そんな馬鹿な」と思ったかもしれない。しかし、彼は「そんなにはっきりしたことなら、監獄に問い合わせれば分かることだ」と思いなおした。そこで、彼はさっそく「質問書」の項目を作って、重地軍医に渡した。「これをもって兵庫県監獄に行って、その質問項目に答えてもらって来い」というのである。もっとも、一つの監獄だけだと「偶然」ということもある。そこで、堀内は大阪監獄などにも使いを出して同じことを調査してみることにした。その結果はどうだっただろうか。

その結果はみごとなものだった。どの監獄でも、麦飯採用の年から脚気が自に見えて減っていたのである。「こんなことは偶然ではありえない」と堀内は思った。「これらの監獄は互いに遠く離れている。それに、他の条件を比べたら、監獄より兵舎のほうが全てにおいてマシなことは決まっている。それなのに監獄で脚気がなくなり、兵舎で脚気が流行する。それは食料のせいに違いない」——彼はそう思ったのだ。

堀内利国は、それまで、陸軍軍医本部の石黒忠悳など大部分の軍医と同じように、「脚気は伝染病だ」と思っていた。そこで、兵舎の衛生環境を改善するためにいろいろな努力を積み重ねてきたつもりだった。その年も上官に一部兵舎の改築を頼みこんで、その許可を得たばかりであった。ところが、とんでもないところに、脚気発生の謎が隠れていたのだ。

「麦飯が脚気予防に効く」という知識は、漢方医の間では少なくとも一七四〇年頃から知られていたことであった。しかし、「その伝承には確実な証拠といえるものがない」とも思われていた(後記参照)。だから、漢方医の中でも麦飯療法をあまり重んじない医者も少なくなかったようだ。しかし、「監獄」という閉じた世界での、しかも遠く離れたいくつかの監獄での食料実験の長年にわたる実験のデータが得られた今では、「麦飯が脚気予防に効く」ということは疑うべくもなく、明らかになったのである。それは、堀内利国の発見といっていいものであった。重地三等軍医の知識の段階を越えて、それは科学的社会的な知識となることができたのである。人の意見に耳を傾け、必要とあらば自分の考えを変える能力、それが堀内利国の創造性であった。

## 大阪陸軍での麦飯実施の成果

「それでも、実験してみないことには」という用心深い人もいることだろう。しかし、堀内利国は医学者というより医者であった。その「現場軍医の頭」で考えた。だから彼は、自分の到達した真理——まだ〈仮説〉といってもいい、その「麦飯が脚気予防に効く」という仮説が真理であることを証明することよりも先に、すぐにでも実用化することが問題であった。

しかし、「新しい〈真理・仮説〉を社会化することには大きな抵抗が付き物」である。そういう抵抗を一つ一つ克服する力がなければ、科学的な真理を確保することができない。幸い、現場人の堀内利国はそういう力量を備えていた。彼は、兵食を麦飯に切り換えることを軍議にかけて、多くの反対意見をおさえ、明治17年の12月から麦飯支給を実施することに成功したのである。

そのとき、堀内利国にとって「麦飯は脚気予防に確実な効果がある」ということは、「単なる仮説以上の真理」と思われていたに違いない。しかし、「当時の兵隊は〈軍隊に入れば白米が食える〉という、それだけが楽しみで軍隊に入るものが多かったのに、その軍隊から白米を奪うとは非道だ」といった感情論を考えに入れれば、いくら自信があっても、やはり心配であったに違いない。

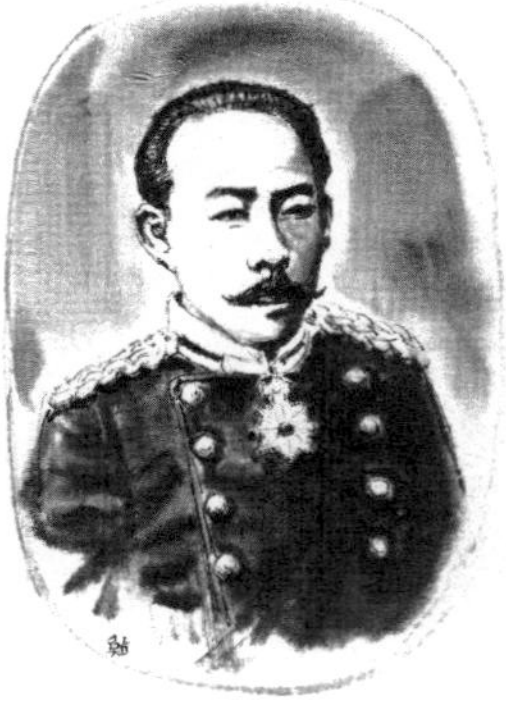

堀内利國

ところが、その実験の成果がはっきりする明治18年の夏、堀内は大阪を離れて長期の出張旅行をしなければならなかっ

## 大阪陸軍での脚気新患数の変動（月別）

＊脚気という病気は秋→冬にかけて極端に減少し，翌春になると再び流行する。

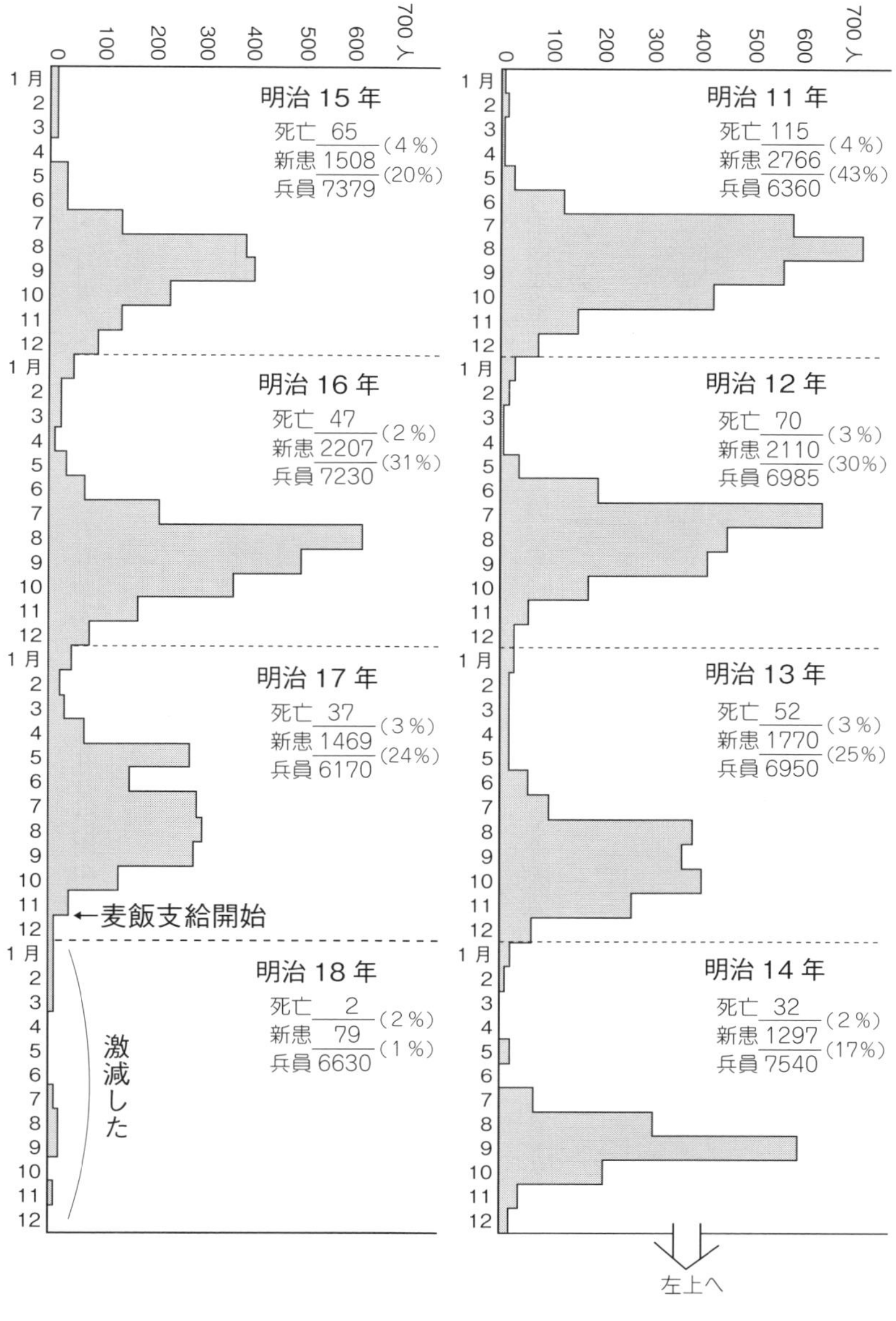

た。彼は関東や東北各地に旅行しながら、大阪での麦飯実施の結果を気にしていた。しかし、案ずるまでもなく、その年の実験の結果は大成功であった。麦飯採用の結果、その年の脚気は、35ページのグラフの左下、「明治18年」の部分を見れば明らかなように、「絶滅状態」になったのである。

〔35ページのグラフは、「陸軍省医務局」が『(明治11〜18年、八年間) 大日本帝国陸軍患者統計報告』と題して明治25年5月に刊行した文書のデータをもとに描いたものである。じつは私が本書の元になった『模倣の時代』という大書を世に出したときには、私も知らなかったのである。だから私は、『模倣の時代』にもそのデータを利用できなかった。ところが、明治25年5月にはこんな脚気研究の研究成果が広く知られるようになっていたのである。じつは、この文書は「カラー印刷の部分を含む精細なグラフがたくさん収録されている」という力の入れようだった。だから、この文書は発行当時、とても広く知られていたに違いない〕

堀内利国の大阪陸軍での麦飯採用の結果は画期的なものだった。その前にも、「海軍での高木兼寛の洋食採用の成果」が知られていたとしても、その成果は「脚気患者の半減」でしかなかった。そのことを思えば、堀内の成果は遥かに素晴らしいものだった。

それなら、その成果はすぐに社会的に共有できる知識となったであろうか。

現場人なら、こんな成果に注目しないはずはない。何しろ、それまで1万人ほどの軍隊に3千人もの脚気患者が発生するのが常だったのだ。それなのに、麦飯採用以後は、3百人といわず30人近くにまで激減してしまったのである。「まだ30人もの脚気患者がいるではないか」というのは、理論家の言葉である。現場人なら「3千人が30人に減った——1%にまで減った」というのは驚き以外のなにものでもない。

大阪陸軍での成果は、翌年にはもう東京の近衛《このえ》師団でマネされることになった。しかし、近衛師団の軍医部長として麦飯を採用した緒方惟準《これよし》（蘭法医で蘭学者として著名だった緒方洪庵の長男でその跡継ぎ）は、陸軍軍医本部の石黒忠悳とそのことについて意見対立を生じ、怒った緒方は軍医を辞めることになってしまった。石黒は以前から、「脚気の伝染病説」の頑固な主張者であった。そして、「脚気が麦飯などで予防できるわけがない。軍医がそんな漢方流の迷信に従うのは怪しからん」と主張してゆずらなかったのである。

## 緒方正規の脚気細菌の発見と麦飯の普及

ところが、そんな対立の最中の明治18年に、東大を卒業してからさらにドイツに留学して帰った緒方正規《まさのり》（緒方洪庵とは同性だが別家）が大発見を報じた。「脚気細菌を発見した」というのである。その発表会は盛大に行われ、そのとき石黒忠悳は得意満面で、敗者と見られた海軍の高木兼寛をいたわる心づかいさえ見せた。

一方では東大医学部の大沢謙二が栄養学的側面から、高木兼寛の蛋白質不足説を批判した。東大医学部と陸軍省の軍医本部はいっしょになって脚気の伝染病説を主張して、高木兼寛や堀内利国を攻撃したのである。しかし、緒方正規の脚気細菌には後続者が現れなかった。誰もその脚気細菌の存在を追試証明できなかったのである。

その一方、堀内利国の麦飯説のほうは確実な成果をあげた。軍医本部の石黒が「麦が脚気予防に効くというのは迷信に過ぎない」といくら大声で叫んでも、陸軍の現場では着実に麦飯を採用する部隊が増加し、明治24年までに、日本の現場部隊はすべて麦飯を実施する有様であった。しかし、石黒らは断固として自説を変えなかった。

## 森林太郎、軍医となる

陸軍軍医本部の石黒忠悳らの背後には、東大医学部があった。陸軍軍医本部は、その第3期生たちの中から、「卒業後陸軍に入ることを希望する学生たち」を募って「軍委託学生」として在学させていたが、その学生たちは明治14年には東大医学部を卒業した。小池正直ら8人の学生である。森林太郎の同期生たちであった。

森林太郎は、東大医学部の学生の中でも飛び切りの優等生であった。彼は年齢を2歳も高く偽って大学に入学していたから、同級生たちより5～6歳も若かった。森の同級生たちは、23～32歳だったというのに、森だけは何とわずかに19歳で大学を卒業したのだ。

森林太郎は、出来ることなら大学から外国に留学させてもらって大学教授にでもなりたかった。しかし、それにしては彼の卒業席次が少し悪かった。大学に残らせてもらうには、席次が3

番ぐらいのうちに入っていなければならないのに、彼は8番だったのである。そこで、大学を卒業したとき、森林太郎は行き場を失うような結果になった。そんなとき、森の窮地を救ったのは同級生の中でも親分格の小池正直であった。小池は陸軍軍医としてもっとも勢力のあった石黒忠悳に推薦状を書いて、森を陸軍軍医にしてくれたのである。森林太郎はのちに医者としてよりも文学者「森鴎外《もりおうがい》」として知られるようになったが、その本職は陸軍軍医だったのである。

　森林太郎は陸軍に入ると、軍から外国留学に出してもらえるよう熱心に工作した。そして、やがてそのチャンスをつかんだ。明治17年8月、彼はドイツ留学の旅にでた。森の留学は「軍隊衛生、殊《こと》に兵食の事について専《もっぱ》ら（主に）調査する」ことが目的とされていた。つまり彼は、当時「海軍の高木兼寛や陸軍の堀内利国」らの現場軍医たちから問題とされていた兵食問題について、それに断固として反対しつづけていた石黒忠悳のもとで研究することになったのである。

　それなら、森林太郎は、脚気と麦飯との関係についてどのような意見をもち、どのような研究をするようになったのであろうか。

　結論的にいうと、それは石黒忠悳の持論を強化するようなものでしかなかった。当時の日本では「米食を中心とした日本食は栄養学的にいって欠陥があるのではないか」と考えられることが多かったが、森はそのような考えを断固として排した。そして「脚気に麦飯が効くかどうか」ということに関しては、「栄養学的にいって麦飯が白米食より優れているとする根拠は全くない」と主張した。

　もしかすると、森林太郎は当時、堀内利国の明らかにした監獄での麦飯の効果の調査結果や大阪陸軍での麦飯実施の成果についてはほとんど知らなかったのかも知れない。彼がドイツ留学の旅に出たころには、まだ大阪陸軍での麦飯実験の結果が明らかになっていなかったからである。それで、彼は「当時の西洋医学、栄養学の知識をもとにすると、白米食のほうが麦飯よりもずっと栄養の吸収がいいはずだ」ということだけを主張するに止まったのであった。「当時の栄養学の知識とは別に、麦飯が脚気に効くことがありうるかどうか」などという問題は、森林太郎の考察の対象外であった。

まさにそれは〈模倣の時代〉の思考方法であった。「当時の西洋栄養学の常識を麦飯問題に適用して考えるとどうなるか」ということだけが問題で、日本で行われた麦飯実験の結果などまるで問題にしなかったのである。

## 森林太郎と天皇の脚気

明治19年7月29日、ミュンヘン滞在中の森林太郎のところに、全権公使品川彌二郎《やじろう》の一行がやってきた。そのとき、公使は「森が兵食問題を研究している」と知って、「麦飯は脚気の予防に効くものかね」と尋ねた。そのとき、森は臆せずに「高木兼寛などの説は間違っていると思います」と断言した。すると、品川は、「日本では参議などの貴官はみな麦飯を食べているよ」といった。

これはどういうことであろうか。なぜこのとき、日本の参議たちは一斉に麦飯に切り換えたのであろうか。「誰かが〈麦飯が脚気に効く〉と言い出したので、ほかの参議たちもそれに呼応した」というだけのことであろうか。私は、そんなことはないと思う。おそらくこのとき、天皇が脚気予防のため、遠田澄庵や堀内利国の意見を容れて麦飯食を実行しはじめたのに違いないのだ。

明治15年、天皇は脚気を再発し、明治16年にも脚気になった。そこでこのころの天皇は、陸海軍の脚気問題にも他人事でない関心をもち続けるようになっていたのだ。天皇は侍従を近衛連隊に派遣して、そこにおける脚気発生と麦飯実施の関係をも調査させていたのである。明治20年2月に大阪に出かけたときは、とくに堀内利国を呼んでその努力をねぎらってもいる。天皇は、自分の侍医たちが何といおうと、自分自身で脚気と麦飯の関係に確信を持つようになって、自ら麦飯を食べるようになっていたに違いない。そこで、参議たちも麦飯を食べずにはいられなかったというわけである。

天皇の麦飯採用の成果はてきめんに現れたようである。天皇の脚気は明治19年、森が品川と会った年を最後として再発しなくなったのである。当時最高の西洋医たちに囲まれていた天皇でさえ、脚気を自力で解決しなければならなかった時代、それが模倣の時代であったのだ。

森林太郎は医者で、天皇は一人の患者にすぎなかった。ところが脚気については、天皇のほうがずっと適切な判断を下すことが出来たのである。

## 日露戦争と脚気

### 「論より証拠」か「証拠より論」か

話を少しもどすことにする。

大阪陸軍の堀内利国が初めて麦飯を採用したのは明治17年の12月のことで、それによって脚気撲滅の成功が確認されたのは明治18年の夏のことであった。その年3月には、海軍の高木兼寛も麦飯を採用した。高木は洋食を支給したかったのだが、諸種《しょしゅ》の事情が許さないための窮余《きゅうよ》の処置であった。「米より麦のほうが蛋白質の比重が高い」ということに目をつけての暫定的な処置で、翌年1月からは「パン食に切り換える」つもりであった。ところが、海軍の脚気も麦飯採用の結果、予期せぬ絶大な成果をあげることになった。そこで海軍もパン食の完全実施をしないですむことになった。

もうこうなれば、麦飯の効用は間違いないように見える。

ところが、同じ明治18年の4月には、東大医学部講師で内務省御用掛《ごようがかり》を兼ねていた緒方正規による〈脚気病毒発見〉の大演説会が聞かれて、反麦飯派の気勢が上がることになった。そして5月の私立衛生会の席では、東大医学部教授の大沢謙二が「麦飯の説」を講演し、「麦は米よりも蛋白質の含有量が多いとはいっても、麦の吸収率は白米よりずっと悪いから、麦飯が脚気に効くとは考えられない」と指摘した。「〈麦飯が脚気に効く〉というのは、学理上からみてありえないことだ」というのである。

一体これはどう考えたらいいのだろうか。

もっとも、反麦飯派のほうの論拠のひとつ、「緒方正規の脚気菌の発見」のほうは後続者がなく、信じ難くなっていた。そこで、「反麦飯派＝細菌説派」には確かな証拠といえるものがなくなった。「反麦飯派」は、当時の栄養学説をもとにした「学理上から麦飯派の間違いを指摘するだけ」ということになった。一方「麦飯派」のほうも、麦飯の蛋白質吸収率が悪いとなると、高木兼寛の麦飯説はその論拠を失うことになり、「証拠」にたよるほかなくなった。

そこで、麦飯採用をめぐる対立は、「論より証拠」か「証拠より論」か、の問題となった。つまり、東大医学部と陸軍軍医本部の石黒忠悳らは「学理」を重んじて麦飯を排し、それに対して陸軍現場部長の軍医や総長たちは、「理屈はともかく効くものは効く」といって麦飯を称揚《しょうよう》し、どちらもゆずらなかったのである。

## 東大教授三浦守治の提唱した〈青魚原因説〉

そんなときに、ドイツから三浦守治《もりはる》が帰ってきて東大医学部の教授となった。そして、脚気の研究を始めた。この人は森林太郎の同級生（年齢は森の五歳上）で、首席で大学を卒業してすぐ

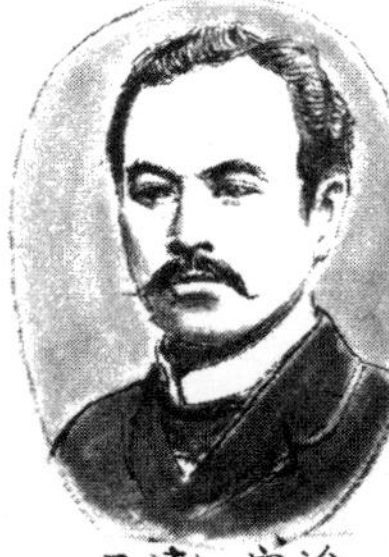
三浦 守治

にドイツに留学していたのである。

　三浦守治は「漢方医たちからも脚気の療法を学びとろう」という意欲も持っていた。だから、彼は麦飯派の言い分を頭から否定することはなかった。しかし、三浦守治にも「米がだめで麦のほうがいい」とは信じ難いことであった。彼は、監獄や軍隊での脚気激減の事実に注目して、「脚気が食料に関係がある」ということは認めたが、それを麦飯のためとは認めなかったのである。そこで、彼は「麦飯のために脚気が激減した」という陸軍部隊から献立表を出してもらって、その内容を分析することを始めた。その結果面白いことが出てきた。少なくとも三浦守治はそう思った。「魚、とくに青魚が献立表から少なくなってから脚気が激減した」というのである。

　彼は、麦飯派と伝染病派との間にあって、「脚気は青魚による食品中毒だ」という新しい脚気学説を展開したのである。明治22（一八八九）年11月のことである。ドイツ帰りの東大教授によるこの新学説はすぐに有名になり、軍隊も協力した。

　これなら、すぐに追試することができる。三浦自身も陸軍部隊に出かけていって、青魚を支給する部隊とそうでない部隊の脚気発生率の違いなどを検討した。しかし、その結果は思わしくなかった。明治24年の夏には三浦の弟子の佐多愛彦が北海道に出張して、漁村における脚気発生を調べたが、その結果は否定的だった。

　いまから考えると、「脚気の青魚中毒説」はあまりにも突飛に思える。しかし、明治35（一九〇二）

年にも「脚気の魚肉中毒説」を出した医者がいる。東京八王子の開業医だった寺尾国平は、脚気が地方都市八王子にまで拡がった経路に注目して、脚気が生魚摂取の普及と歩を一《ほいつ》にしていることに注目してその説を出したのである。白米の普及と生魚の普及が歩を一にしていたわけで、これはまったくデタラメというわけにはいかない。しかし、三浦守治はこの突飛な説の提唱者として、東大医学部の中で孤立するようになってしまった。

もっとも、三浦守治の説は、東大産婦人科の医者だった榊《さかき》順次郎の「黴米中毒説」《かびごめ》（後述）によって一部受け継がれるようになった。三浦守治の研究室の助教授、山極《やまぎわ》勝三郎も榊の「黴米中毒説」を支持して三浦守治を擁護するようになる。しかし、三浦守治は間もなく強度の不眠症にかかって、東大教授を休職した。そして、停年を待たずに退職することになる。そこで、東大医学部では〈脚気の伝染病説〉が圧倒的な勢力をもつようになった。

## 北里柴三郎の緒方脚気菌批判

さて、「学理」派は麦飯派のいう「証拠」を認めた上で麦飯の効用に反対したのではない。彼らは「〈麦飯が脚気予防に効いた〉というが、そんなことは学理上からして考えられない。たまたま陸海軍で麦飯を採用したときに脚気菌の流行がすたれただけで、麦飯が脚気に効いたわけではないだろう」といって反対したのである。「ダンスが流行した年に脚気の流行がやんだからといって、ダンスが脚気の予防にいいとはいえないではないか」というようなものである。森林太郎＝鴎外は、明治21（一八八九）年にドイツから帰国すると、そういう統計学的な議論を展開して、「麦飯派は統計学の初歩も知らない」といって嘲笑した。

非麦飯派の人々の多くは、「脚気は細菌によって起きる伝染病に違いない」と信じていた。緒方正規の脚気細菌の発見にしても、追試実験に成功した人が現れないだけで、その間違いが確定していたわけではなかった。

ところが、明治22年1月の『中外医事新報』誌に、北里柴三郎の「緒方氏の脚気バチルレン説を読む」という論文が現れた。ドイツ留学中の北里が緒方正規の脚気細菌の発見を全面的に批判したのである。北里は森林太郎に遅れてドイツに留学したが、ドイツで留学生たちが集まったとき「オランダのペーケルハーリングの脚気細菌の発見に論争をしかけた」と話をしたことがあった。その同じ刃で緒方正規の脚気細菌を全面的に批判したのである。

北里柴三郎という人はもともと脚気の研究者ではなかった。彼は世界の細菌学の第一人者コッホのもとに細菌学の研究を学ぶために留学してきていたのだ。それで、細菌学の研究法を一応身につけると、「脚気細菌の発見」を報じた人々の研究の欠陥が目につくようになって、二つの脚気細菌の発見を批判したというわけである。もちろん、これには緒方正規の側からの反論もあったが、その発見に後継者が現れない以上、その発見が間違いと思われても致し方ないことであった。

## 北里柴三郎と森林太郎との対比

東大医学部を卒業した人でもっとも有名な人というと、いまでも北里柴三郎と森林太郎＝鴎外ということになるだろう。医学者一般ということになると、野口英世（一八七六～一九二八）のほうが有名だが、野口は東大医学部の卒業生ではなく、二人と比べると一世代あとの人である。

ところで、北里柴三郎という人はさまざまな点で森林太郎とは対照的な人であった。

北里柴三郎（一八五二～一九三一）は、森林太郎（一八六二～一九二二）よりも10歳も年上である。ところが大学卒業年度を比べると、北里は森の2年も後輩なのである。どうしてか。それは、森のほうが「早熟の秀才」だったのに対して、北里のほうはずっと晩学の人だったからである。じつは、当時の東大医学部は森林太郎のように若くて入学することができないようになっていたし、北里柴三郎のように年とってから入学することもできない規則になっていた。そこで、二人とも生年を偽って大学に入ったのである。森が年齢を2歳年上に偽って大学にはいったことは著名だが、北里のほうは年齢を4歳も若く偽って大学に入ったのである。

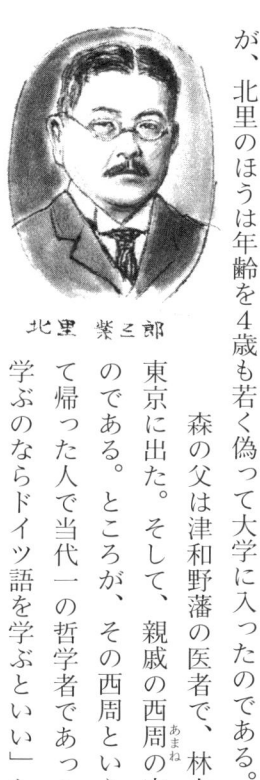

北里 柴三郎

森の父は津和野藩の医者で、林太郎は子どものとき一家と共に東京に出た。そして、親戚の西周《あまね》の家に下宿するなどして勉強したのである。ところが、その西周という人は幕末にオランダに留学して帰った人で当代一の哲学者であった。だから、この人は「医学を学ぶのならドイツ語を学ぶといい」などという情報を教えることもできた。そこで、森林太郎はほかの人々とは違って、子どものときからドイツ語を勉強したから、ほかの人たちよりもずっと若くして東大医学部に入学・卒業できたのだ。

それに対して北里柴三郎の家は熊本の農家であった。彼は最初、熊本医学校に入ってオランダ人教師マンスフェルトに教わった。緒方正規はその時代の同級生だった。緒方正規は早くから熊本医学校を見限って東大医学部に入ったから、北里より2歳若いのに3年早く東大医学部を出たのだが、北里柴三郎はオランダ人教師マンスフェルトに「見込まれた」というか「当てにされた」というか、同校に遅くまで残り、けっきょく同校が廃止になってから東大医学部に入学しなおした。そこで、大学卒業が遅れたのである。今日のように受験に何度も失敗してやっと大学に入ったというわけではない。

こんなわけで、森林太郎は同級生と比べてずば抜けて若く、大学でのあだなは「坊ちゃん」であったのに対して、北里柴三郎は同級生のなかでずば抜けて年寄りで、何かというと皆から頼りにされる存在であった。北里はその後の学生運動の指導者のようなこともしていたのだ。

ところで、森林太郎の卒業席次は8番であった。ずば抜けて若かった彼は、やはり及ばぬところがあったのであろう。なんとか3番以内に入れれば大学教授になれるのであったが、駄目であった。そこで彼は軍医となったのである。一方の北里柴三郎の卒業席次も8番であった。だから、彼も大学教授コースはあきらめるほかなかった。そこで北里は内務省に入ったのである。しかし、そこで彼はチャンスをつかみ、ドイツ帰りのかつての同級生、緒方正規から細菌学の手ほどきを受け、ドイツに留学したのである。

いまでも、ときどき「飛び級制度などを設けて早熟の秀才の能力を伸ばすべきだ」などと主張する人がいる。それなら、「早熟の秀才の森林太郎」と「晩学の北里柴三郎」のどちらがどんな活動をすることになるか。教育実験としても興味のあるところである。

## 北里柴三郎の大発見と伝染病研究所の設立

緒方正規はドイツでコッホについて細菌学を学びたかった。しかし、あいにくそのころコッホは外国出張中で、他の人についたのだった。ところが、北里柴三郎は日本人で初めてコッホの弟子になる幸運をつかんだ。そして、本格的に細菌学を勉強したところ、「緒方正規の脚気細菌の発見が細菌学研究の原則を無視したものである」ことに気づいたのであろう。そこで、ペーケルハーリングの脚気細菌の批判に引き続き、その批判を世に出したのである。彼はその論文の写しを『中外医事新報』誌に送ったが、同誌はなかなか載せなかった。東大医学部教授の緒方正規の有名な「発見」を公然と批判する論文を載せることは物騒なことであったに違いない。それらの論文は北里の強い要求で同誌に載ったのである。

しかし、なにしろ北里は緒方正規の弟子である。東大医学部では北里の緒方批判は「師を裏切る不遜な行為である」と見られるに違いない。「あの学生運動のリーダーはまたしてもとんでもないことをした」というわけである。

ところが、その北里柴三郎はその後すぐにコッホのもとで、日本人学者として初めての国際的業績をあげることに成功した。「破傷風菌《はしょうふう》の純粋培養」に成功し、さらに「その免疫法を確立した」のである。「破傷風菌」はふつうの細菌とは違って「酸素を嫌う性質」をもっていた。そこで、長い間その純粋培養に成功した人がいなかったのだが、北里は新しい方法を開発してそれに成功したのである。これは日本人の誇るべき業績であった。ひとり東大医学部だけはにがにがしく思ったが、それ以外の日本人、とくに医学者たちは大喜びであった。

しかし、北里柴三郎の留学期限は限られていた。彼は何とか留学期間を延ばしてもらうように工作したが、困難であった。そんなところに、コッホが「結核のツベルクリン療法」の発見を発表した。すると、日本からもコッホのもとにその新療法を学ぶために東大医学部の3人を派遣したが、その3人はコッホに受け入れを断わられてしまった。「私のところにはすでに北里君がきているから十分だ」というのである。東大医学部はまたカッカした。

その北里柴三郎が日本に帰ってきたのは明治25（一八九二）年の5月のことであった。しかし、北里には日本で研究すべきポストがなかった。東大医学部は彼を受け入れようとしなかったからである。そこで、東大医学部以外の医学関係者たちが奔走した結果、福沢諭吉が身銭を出して北里のために私立伝染病研究所を設立した。こうして、日本にも東大医学部と対抗できるような研究機関が生まれることになったのである。

## 陸軍軍医部内での対立

話を陸軍部隊にもどそう。

陸軍現場部隊の麦飯支給は、大阪の部隊から始まって東京の近衛部隊に広がり、さらに全国の師団《しだん》に拡大した。一つの師団というのは、ほぼ1万人の兵隊からなっていたが、麦飯実施以前にはそのうち3千人近くが毎年脚気になった。ところが、麦飯を実施してからは半減どころか1%の30人前後にまで減ってしまったのである。そこで、近衛の軍医部長だった緒方惟準《おがたこれよし》は麦飯の効果に自信をもって石黒忠悳らに意見した。ところが、かえって意見が対立してしまったため、怒った緒方は辞表を提出して大阪で開業医となってしまった。もともと軍医としては緒方のほうが先輩だったのだが、石黒のほうが「軍医本部次長」という地位にあって権力を振りまわしたので、おとなしい緒方もがまんがならなかったのであろう。

そんないきさつに緒方の後任者は動揺したが、麦飯の部隊と白米の部隊とを設けて比較実験を行って、麦飯の成果を確認した。その実験のとき天皇の侍従が両方の部隊を視察して、その成果を確認していたのである。

現場の人にとっては、学理よりも実際のほうが大切である。学理がどうでも、実際に脚気が減ることが問題なのだ。そこで、陸軍軍医本部が麦飯実施を「迷信」呼ばわりしているのを承知の上で、現場の軍医たちは次々と麦飯を実施した。いや、少しは「学理」を気にする「軍医長」よりも、「経験」に徹《てっ》した「聯隊長《れんたいちょう》」のほうが率先して麦飯採用を推進したようだ。それも石黒忠悳らの気にさわることであった。そして、日本の現場部隊は石黒らの反対にもかかわらず、明治24（一八九一）年までの間に全部麦飯に切り換えてしまった。その結果、陸軍全部隊の脚気は従来の1％以下に激減することになったのである。

しかし、石黒や森などといった陸軍軍医本部に近い人々は、その結果を「麦飯実施の成果」と認めることを拒否した。

中央が認めなくても現場ではみな麦飯を実施するようになってしまったのだから、「中央が何と言おうと、どう考えようと、そんなことは問題にならないではないか」——そう考える人も少なくないだろう。じつは筆者もそう思った。

ところが、官僚機構というものは、やはり中央が絶対的な権力を握っているのである。やがて、そのことをいやというほど思い知らされるときがきた。

明治27（一八九四）年、日清戦争が始まったのである。

## 日清戦争と脚気の大量発生

戦争となると、「師団ごとに方針が異なる」というわけにはいかなくなる。「大本営《だいほんえい》」が組織されて、全軍が同じ方針に統一されることになるのである。こうして、陸軍軍医本部の権力の比重が一挙に高まることになった。

このとき、大本営に設けられた「野戦衛生長官」の地位についたのは他ならぬ石黒忠悳であった。

彼は戦地に白米を輸送することを主張した。ところが、大本営の会議で「戦地でも麦飯を支給すべきだ」と主張した人があった。「野戦運輸通信長官」の地位にあった寺内正毅《てらうちまさたけ》である。寺内はのちに陸軍大臣や総理大臣ともなった大物だが、若いころから脚気を患い、「漢方医の遠田澄庵のもとにも通って麦飯を常用するようになって脚気を治した」という経験の持ち主であった。そこで、野戦衛生長官の石黒忠悳と野戦運輸通信長官の寺内正毅の間で論争が起きた。ところが、ことが健康問題であってみれば軍医のほうが強い。けっきょく寺内正毅は押し切られて、戦地には主食として白米だけを送ったのである。

その結果どうなったか。

日清戦争では脚気が大量発生することになった。当時の資料によると、この戦争で敵の弾丸に当たるなどして即死ないし戦傷死した人は453人である。ところが4万8000人もの兵隊が脚気にかかり、そのうち2410人もが脚気のために死んだのである。「戦傷死した人」全体の何と5.3倍もの数である。

それでも、石黒や森らは、それを「白米のせいだ」とは認めなかった。「これは戦時脚気というもので、戦時という非常事態のもとでは防ぎようのないものだ」

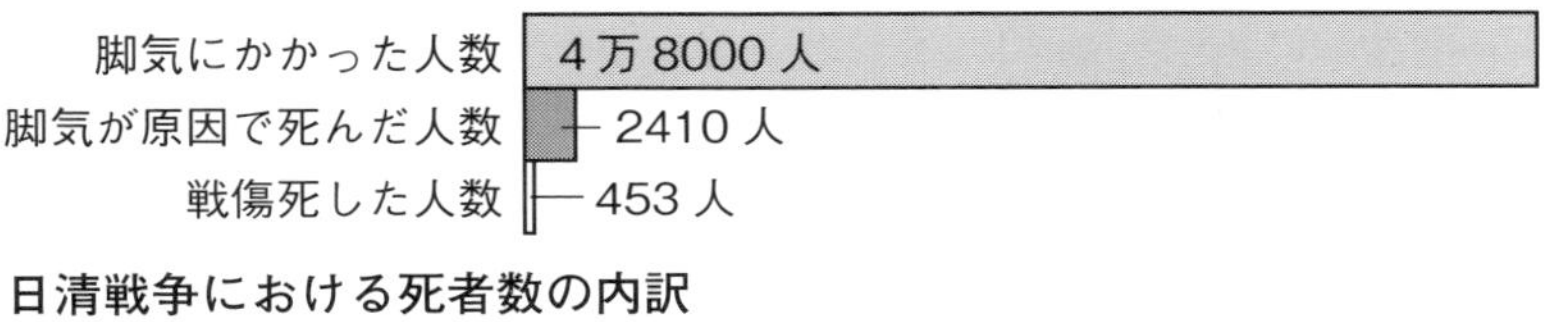


**日清戦争における死者数の内訳**

と主張したのである。

この戦争で日本は台湾を領有することになったが、日本の部隊が台湾に進駐したとき現地人の抵抗がつづき、しばらく大本営は解散しなかった。そのとき、台湾派遣部隊に脚気が大量発生したので、現場部隊の軍医部長は麦飯を支給するように手配したが、そのことを知った中央の石黒忠悳は激怒した。「〈麦飯が脚気に効く〉などという学理は明らかにされていないのに、麦飯を支給するなどとはもってのほかだ。方針を改めろ」というのである。石黒らは、戦争のときの脚気の大量発生を自分たちの方針の誤りとは認めなかったのである。

## 小池正直の意見変更と、日露戦争での脚気の大量発生

ところが、このとき同じ戦時下でも麦飯を支給していた海軍では脚気がほとんど絶無であった。そこで、戦後間もなく、主として海軍軍医のほうから「陸軍の脚気大量発生の責任を問う議論」が起きた。しかし、その責任者の石黒忠悳は断固として自己の誤りを認めなかった。

戦争が終わると、また日本の軍隊は麦飯にもどった。そして、脚気はまたほとんど問題でなくなった。

それから数年後、森林太郎の同級生だった小池正直が「陸軍省医務局長」となった。昔の「軍医本部長」の地位である。森林太郎は出世競争で負けたのである。もっとも、小池は森を軍医に

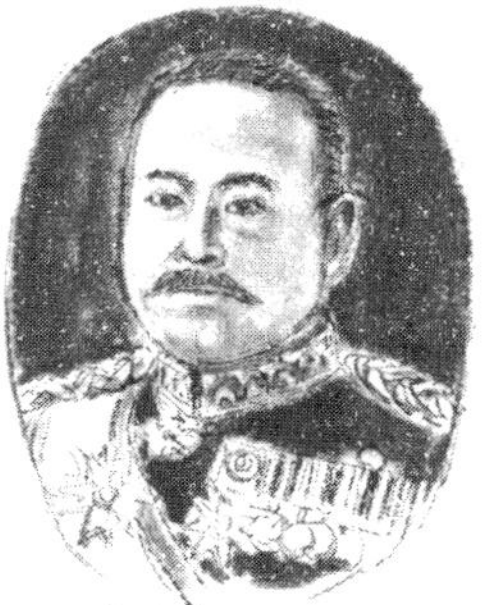

小池 正直

推薦してその窮地を救った恩人でもあり、森より8歳も年上であった。小池が医務局長になって間もなく、森は第12師団の軍医部長を命じられて、東京から九州の小倉に左遷させられることになる。

それから間もなく、小池医務局長は陸軍大臣に「脚気と麦飯とは原因上関係があることを認める」むねの報告書を提出した。明治32（一八九九）年9月のことである。小池は、その翌年の全国軍医部長会議でその旨を訓示した。ついに陸軍省の軍医中央が麦飯を認めることになったのである。

日露戦争が始まったのは、それから5～6年後のことである。「こんどは、大本営も戦地に麦飯を送って脚気予防に万全を期することになるだろう」――読者はみな、そう思うに違いない。

ところがである。今度も大本営が戦地に送ったのは白米だけであった。どうしたことだろう。その結果どうなったか。

案の定、戦地では脚気が大量に発生した。

日露戦争では、旅順《りよじゅん》攻撃のとき無謀な突撃を繰り返したために多数の戦死者を出したことが有名だが、日露戦争全体では戦死者数４万7000人を出した。ところが、それに対して脚気のための病死者は2万8000人にのぼり、脚気患者数は21万2000人にものぼったのである。旅順攻撃を視察した外国人は、「日本の兵隊は酒に酔って戦争をしている」などと評した。ところが、それは「脚気で脚の不自由な兵隊がよろめきながら突撃した」のを誤って判断したのであった。

この戦争を視察したアメリカ軍医スベールは、

「ロシア軍には腸チフスが大量に発生し、もしこの病気をさえぎり、その伝播を予防すべき衛生方法が行われなかったとすれば、そのため全軍は衰亡してその戦闘力を失うところであった。それに対して、日本軍には脚気が発生して、ロシア軍の腸チフスと同じくらいの死亡者を出し、死なないまでも数ヵ月間軍隊の役務に服することを出来なくした。腸チフスの原因等については、脚気病と比べるとずっとよく分かっているが、脚気にしても食糧などの配慮によって容易に予防できることが分かっている。これをみると、日本人は衛生家としてロシア人よりも優れていたとは言えない」

などと書いた。

日露両軍は同じ戦場で相対峙《あいたいじ》したのだから、日本軍にだってロシア軍と同じくらいの腸チフス患者が発生しても不思議ではない。じっさい、日本軍にもロシア軍と同じくらいの腸チフスが発生していた。日本の軍医たちはロシアの軍医たちよりもずっと優れていたわけではないのである。しかし、脚気となると違った。

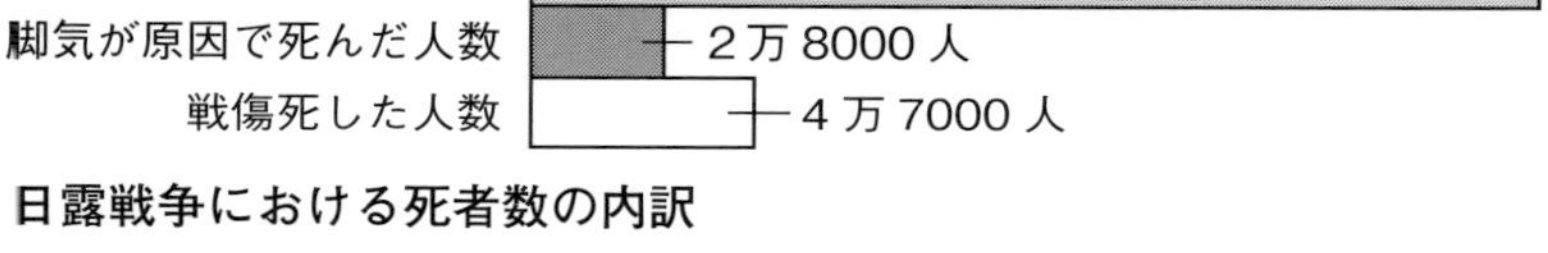


**日露戦争における死者数の内訳**

脚気は日本軍にだけ発生して、ロシア軍には皆無だったのである。そこで、アメリカ軍医スペールは脚気とくらべれば少ない日本軍の腸チフス患者を少なく見誤ったのであった。そんなことで、戦後、小池正直らは海軍の軍医などから、

「日露戦争のとき大量の脚気患者を製造した」

と猛烈な批判をあびることになった。

## 小池正直はなぜ麦を戦場に送ろうとしなかったのか

それにしても、日露戦争のとき、大本営はなぜ麦飯を送らなかったのであろうか。今度の野戦衛生長官小池正直は麦飯が脚気予防に有効であることを認めていたのだから、戦地に麦飯を送るのが当然であった。大本営は脚気大量発生の事実を見て、遅ればせながらも戦場に麦を送るようになったのである。そして、明治38（一九〇五）年3月になると、陸軍は軍医部の意向を無視して、全部隊に対して「麦飯喫食《ばくはんきっしょく》」の訓令を発したのであった。

では、小池正直はなぜ初めから麦を戦地に送ろうとしなかったのか。そのことは当時、陸軍省医務局の「脚気大量製造」責任を追及した人々にも解せない謎であった。

じつは、今となってみればその謎は明らかに解ける。小池正直の背後で森林太郎が猛烈に麦

飯支給に反対していたからである。小池が麦飯の効用を認めて間もない明治34年の8月、九州に〈左遷〉されていた森は、「脚気減少は果たして麦を以《もっ》て米に代えたるに因《いん》するか」という論文を発表して、小池の「訓示」に反撃を試みていたのである。その内容は、従来から彼が繰り返し指摘していた統計学上の解釈論議の蒸しかえしに過ぎない。それでも小池を動揺させるのには十分だったのであろう。小池はせっかく麦飯の効用を認めたというのに、いざ日露戦争が始まると、麦飯支給を躊躇したのである。

この戦争がはじまったとき、森林太郎は「第二軍の軍医部長」となったが、その「第二軍傘下の第一師団の軍医部長」を命ぜられた鶴田《つるた》禎次郎は、第三師団の軍医部長と連れ立って、わざわざ森林太郎のところに麦飯支給のことを要請にいった。そのとき森林太郎は何と答えたか。鶴田の日記には、ただ「返事なし」とだけある。森は、現場部隊の軍医部長が麦飯支給に多大の関心をもっているのを知っての上で、戦地に麦を送るのに反対していたのである。

白米のみを支給した表向きの責任者は小池正直であったが、その背後にあって牽制していたのは森林太郎だったといって間違いないだろう。西洋医学の優等生だった森林太郎にとっては、西洋医学の教えること以外のことは考えられなかったのである。

## 田山花袋がやっとのことで書いた「隣室」と「一兵卒」

「日露戦争のとき脚気が大量に発生した」という話は、普通の日露戦争史の本を見てもどこにも書かれていない。勝利した戦争の記事は勇ましい部分だけが書かれるのが普通だし、「百万の日本軍のうち20〜30万人もの兵隊が脚気にかかった」などという事実は「軍事秘密」として一切口外を禁じられていたのである。

この戦争のとき、文学者の田山花袋《かたい》は「博文館」という当時日本最大の出版社から「私設従軍記者」として派遣されて戦地に行った。そして、明治38年1月に『第二軍従征日記』という本を刊行したが、その本を見ても脚気の力の字も出てこない。しかし、彼が日本軍の脚気の悲惨さを見てきたことだけはたしかだった。従軍中何かと世話になった第二軍軍医部長の森鴎外に口止めされたのだろうか。それとも、あまりにも悲惨だったから自発的に書くのをはばかったのだろうか。

しかし、文学者としてその激しい体験を胸の中にしまっておくことは出来にくかったのであろう。戦後2年目の明治40年1月になって花袋は、「脚気衝心死の悲惨さ」を中心にした短編小説「隣室」を発表した。その話は日本の国内の旅館での出来事として設定されているが、彼がその体験をしたのは日露戦争の最中であったことは間違いないだろう。彼は戦地で熱病にかかって軍事病院に入院したこともあったから、そこで脚気衝心の恐ろしさをまざまざと見せられたことだろう。しかし、その舞台を「日露戦争での出来事」とすることだけは、やはり控えたほうがいいと判断して、その代替として「隣室」を書いたのに違いない。

しかし、その後間もなく、日本の医学界の中で「日露戦争のときの脚気製造犯」を追及する声が高まってきた。そこで、「戦時下での脚気の大量発生の事実」はもはや公然の秘密となってしまった。そして、その年の11月13日には、森鴎外が陸軍軍医総監に昇進して陸軍省医務局長の地位についた。前任者の小池正直は日露戦争中の勲功により「男爵」の爵位を得て、9年間も在任した医務局長の地位を同級の鴎外にゆずることになったわけである。もっとも、外から見れば、小池の退任は脚気大量発生の責任をとらされての辞任とも見えた。そんなことがあったので、田山花袋も「もう日露戦争の時の脚気の話を書いてもいいだろう」と判断できたのだろう。明治41年1月、彼は「一兵卒」と題して、戦時中の脚気衝心死の悲惨さそのものを訴える短編小説を発表したのだった。

## 森鴎外の医務局長就任と麦飯問題

さて、陸軍医務当局に対する世論の激しい批判の最中に小池正直から陸軍省医務局長のバト

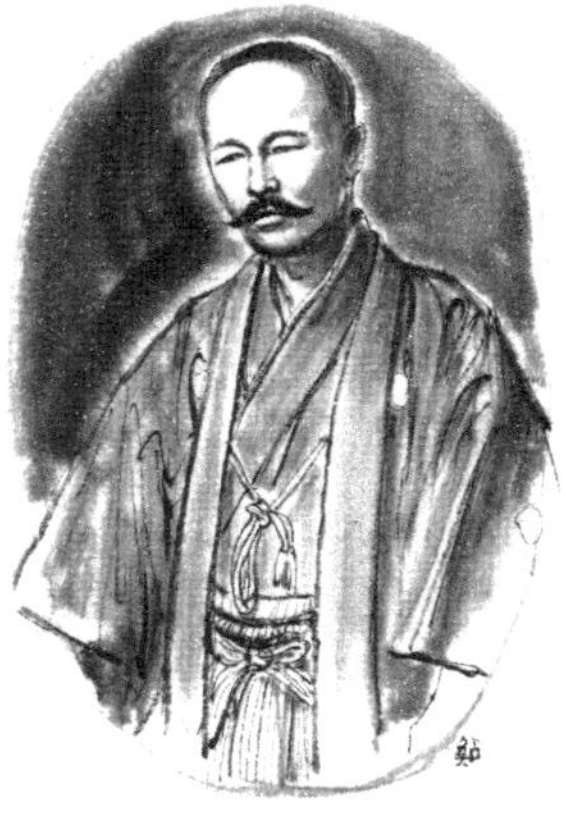

森　林太郎

ンを受けついだ森鴎外は、脚気問題に対してどんな態度で臨むことを決意したのだろうか。

彼が医務局長になると間もなく、新任の衛生課長の小西亀次郎が局長室にやってきてこう言った。

「閣下、戦役ごとに陸軍は脚気のためにいつも多数の兵員を損じております。これは平時の常食となっている麦飯（麦を混ぜた米飯）が、いざ出征となると白米食に代わるからであります。現在の制度では白米が原則で〈雑穀を混用することを得る〉となっているのは不都合でありますから、この際その規定を変えたらいかがでしょう」

と進言したのである。そのとき、新任局長の森鴎外は何と答えたであろうか。

「ハア、君も麦飯迷信者の一人か。それは学問的にいって駄目だよ。実は、僕が医務局長になったとき、東大医学部長の青山胤通《たねみち》君がやってきて、〈君が医務局長になったからといって、脚気予防に麦飯が必要だなんていう俗論に応じやしないだろうね〉と釘をさしていったよ。青山君までがそういったがね、僕もそこまで俗化しちゃいないよ」

といったのである。

つまり森鴎外の意見も青山胤通の意見も、日露戦争のときの脚気の大量発生という手痛い経験を積んだあとでも、まったく変わっていなかったのである。彼らはあくまで「学理の人としての誇り」を捨てようとはしなかったのである。

## 脚気病をめぐる天皇と森鷗外の第二の出会い

しかし、陸軍省医務当局としては、世論からあびせられる厳しい批判を放置しておくわけにはいかなかった。そこで森は、小西課長と相談の上、「臨時脚気病調査会」というものを設ける案をまとめた。明治11年のときの「脚気病院の設置案」と似ている。すると、時の陸軍大臣寺内正毅は医務当局よりも先に立って、その設置を強引に進めた。内務省と文部省が縄張り意識から猛烈に反対したが、大量の予算をもっている陸軍にはかなわなかった。

ところが、その「臨時脚気病調査会」設置の勅令案に思ってもみないところからクレームがいた。宮内省である。

私は、「天皇が勅令案の一つひとつに目を通す」などということがありうるとは思ってもみなかった。ところが、臨時脚気病調査会の設立案は天皇の目に止まって、天皇に疑問を生じさせたというのである。宮内省から、「陸軍省の担当官は直ちに出頭するように」との連絡が入ったので、小西衛生課長が出頭すると、

「陛下から、この勅令案に対して、〈脚気のことは、明治20年に大阪鎮台の軍医堀内利国を招いて聞いたことがあるが、軍隊の脚気は麦飯を用いて確実に予防できるようになったのではなかったか〉という御下問があった。その点どうなっているのか」

というのであった。

そこで、小西課長は急いで陸軍省に帰って相談のうえ、何とか誤魔化してその場をつくろい、

調査会の設立にこぎつけたのであった。

## 陸軍大臣寺内正毅の内部告発

さて、臨時脚気病調査会は明治41年7月4日、陸軍軍医のほかに海軍軍医、帝大医科大学の教授、および伝染病研究所の技師、民間の医者を委員に迎えて発足した。会長は陸軍省医務局長の森鴎外の兼任である。その発会式の挨拶の中で、陸軍大臣寺内正毅は、

「余は20年来の脚気患者で、20年前には牛込の遠田澄庵の診療を受けたこともあり、それ以後今日まで麦飯をとっている」

ということを明らかにするとともに、

「日清戦争のときには大本営の野戦輸送通信長官の要職にあって戦地に麦飯を運ぶことを主張したのでありますが、石黒衛生長官や今ここにいる森局長などから〈何故に麦を支給するか、麦飯が脚気に効くか〉と問い詰められて断念してしまった」

という事実をあからさまにしてしまった。

じつは、小池正直らは日露戦争後、「日露戦争のとき麦を戦地に送らなかったのは輸送上の困難のためだ」と弁解これつとめていたのであるが、日清戦争のときは、その輸送の総責任者である寺内正毅が麦飯の支給を主張したのに、それを阻んだのは陸軍省医務当局者たちであったこ

とが明らかにされたのである。

それなら、その後この臨時脚気病調査会は「麦飯が脚気に有効である」ということを証明して解散することができたであろうか。いや、そんなことはなかった。やはり官僚の力は強かったのである。脚気病院のとき天皇の圧力を跳ね返すことに成功した医学官僚は、今度もまた、天皇と陸軍大臣の力を跳ね返して、麦飯の問題をうやむやのうちに葬り去ることに成功したのである。

## 臨時脚気病調査会における初期の研究

それなら、臨時脚気病調査会は何をやったのか。臨時脚気病調査会の会長の森鴎外がまずやったことはといえば、「ちょうど来日中の伝染病学者コッホに脚気に関する意見を聞くこと」であった。脚気の伝染病説をとっていた鴎外は、調査会の最高顧問格にやはり伝染病説の帝大医科大学長の青山胤通と伝染病研究所長の北里柴三郎とを迎えており、その二人と相談の上、脚気を伝染病と想定した上で細菌学の権威コッホ先主の意見を聞くことにしたのである。森鴎外会長にしてみれば、脚気の麦飯予防説は迷信に過ぎないのであったから、それがいかに当時の世論であっても、麦飯問題を真正面から取り上げることは学者の体面上からも許せなかったのであろう。

臨時脚気病調査会の始めたもうひとつの仕事は、委員を東南アジアに派遣して、同地での脚気（西洋名ベリベリ）とその研究の状況を視察させることであった。平時の陸海軍には、「麦飯実施による脚気の絶滅」という輝かしい成果があったのに、それを事実として認めようとしない以上、委員を海外に派遣してその研究成果を学ぶよりほかないわけである。

そこで、調査会が「脚気と食物との関係に関する研究」を始めるようになったのは、大分あとになってからのことであった。それもじつは、「東南アジアでは、〈熟米《じゅくまい》〉といって、玄米を特殊に加工した米が脚気予防に効果があると称揚されている」という報告が入ってからのことであった。調査会では炭坑夫を使って〈大規模な〉人体実験を行うことにしたのである。「各グループ100人ずつの被実験者に白米・麦飯・熟米を食べさせて、夏の間の脚気の発生率の違いを観察する」というのである。

それでは、その実験の結果はどうなったであろうか。まず、明治43年に都築《つづき》甚之助が担当した北海道の炭坑と井上円治の担当した九州の炭坑での実験では、「熟米と麦飯に脚気予防の効力がある」という結果が明瞭に示されることになった。ところが、どうしたことだろうか。その翌年、同じ炭坑で今度は東京帝大医科大学を1〜2番という優秀な成績で卒業して間もない学者たちが担当して調べたところ、今度は「食料による脚気発生率の違いは認めがたい」という結果になったのである。奇々怪々なことである。こんなことは偶然にはなかなか起こりえないことだ。

臨時脚気病調査会の森会長らは、明治43年度の実験結果を覆すべく、わざわざ同じ場所で東大の優等生たちに実験を繰り返させて、前年の実験結果をひっくりかえさせたのである。脚気病院と同じことではないのか。こんなことばかりしていたのでは、肝心の脚気の正体など解明されるはずがないのだ。

## オランダ領東インドの医学者エイクマンらの発見の導入

それなら、新しい脚気研究の時代はどんな人々がどのようにして切り開くようになったのであろうか。

それはまず、東南アジアでもオランダ人たちの脚気研究の成果を学ぶことによってであった。しかし、それを学びはじめたのは、森鴎外などの臨時脚気病調査会の人々ではなかった。東南アジアにやってきたオランダ医学者たちの研究成果はすぐにはヨーロッパ医学界の中で大きく認められるようにはならなかったこともあり、日本の権威ある人々はオランダ医学者の仕事を（日本陸軍の現場の医者たちの仕事を評価できなかったのと同様に）高く評価することができなかったのである。

オランダ領東インド諸島、つまり今のインドネシアも米飯地帯であって、その陸軍も脚気の発生に悩まされていた。そこで、オランダ政府は一八八六（明治19）年に脚気研究のグループを東インド諸島に送りこんだ。そのとき、ペーケルハーリングらは「脚気菌を発見した」と称して本国に引き上げたが、その脚気菌は日本の北里柴三郎の批判を受けたことはすでに言及した。しかし、そのときペーケルハーリングは、その研究所にエイクマンという若い軍医を残して脚気を研究させた。そのエイクマンが一八九六（明治29）年にジャワ島の研究所で注目すべき大発見を成しとげたのである。

それは「鶏に白米を与えると人間の脚気に似た病気になる」という発見であった。それだけではない。「その鶏の病気は、玄米または米糠《ぬか》を与えただけで簡単に治る」ということまで発見

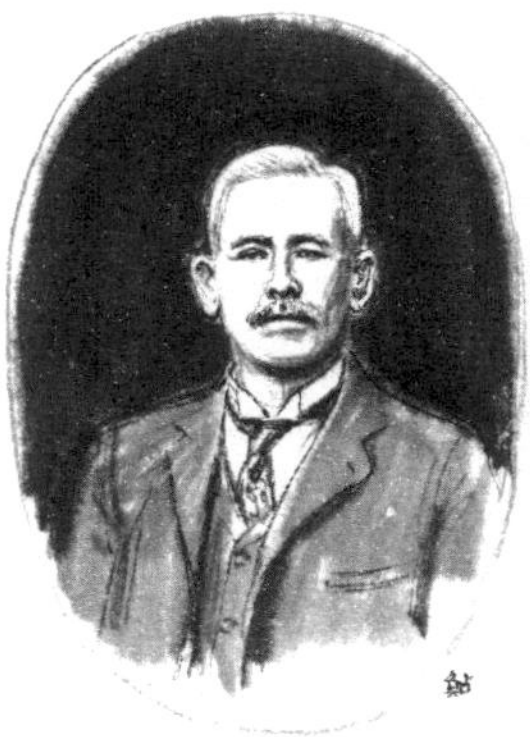

青山胤通

したのである。その論文が発表されると、東大の青山胤通はさっそくそれを研究室にいた軍医の山口弘夫に追試させた。さすがに東大医学部である。外国の研究には反応が早かった。山口はその追試でエイクマンのいうことに間違いないことを確認した。ところが、青山胤通らは「鶏の白米病は人間の脚気とは違う」と結論づけて、その追試を中断してしまった。彼らは「鶏の白米病に米糠が効く」という注目にたる事実の追試も行わなかったのである。

その後、日本でエイクマンの実験に興味をもった人に、榊《さかき》順次郎がいた。この人はもともと産婦人科の医者だったが、「妊産婦と小児の脚気の研究」から「脚気の原因は変質した米に原因があるに違いない」と考えて研究していた（黴米中毒説）。そこで鶏の白米病を利用して有毒米を追求する実験を行い、明治35年に『有毒米の研究』という小冊子を発行した。エイクマンの実験では「どんな米でも鶏は白米病になる」ということが確かめられていたのだが、榊は自分の仮説に溺れて、米の中の有毒物質探しに懸命だった。それで、米糠に関するエイクマンの実験を追試してみることもしなかったのである。

## 日本における副栄養素研究のはじまり

しかし、榊順次郎の『有毒米の研究』は農学者たちの興味をそそることになった。そこで、明治37年の1月26日、東京帝大農科大学教授の古在由直《こざいよしなお》らが鶏の白米病の追試をはじめた。日露戦争のはじまる少し前のことである。戦争が終わると間もなくして外国留学から帰った鈴木梅太郎がこの研究グループに加わることになる。

一方また伝染病研究所の志賀潔らは明治41年の秋になって「動物の白米病の実験」を始めた。志賀潔はすでに「赤痢《せきり》菌」を発見して世界的な医学者となっていたが、日露戦争の最中にドイツ留学から帰国して軍医の仕事を手助けして脚気の恐ろしさを知って脚気研究に入った人であった。はじめのうち彼は、当然のこととして細菌の関与を疑ったが、その研究が成果をあげないことを見てとると、今度は「脚気は一部の栄養欠如によって生ずるのではないか」と疑ってエイクマンの実験の追試研究をはじめたのである。

志賀潔や古在由直らがその研究の成果を世に出したのは明治43年になってからのことであったが、明治44年にはさらに二人の医学者がエイクマンの実験の追試を開始した。一人は民間の遠山椿吉で、もう一人は陸軍軍医の都築《つづき》甚之助である。

じつは、いままであげたうちでは、この都築甚之助だけが臨時脚気病調査会の委員であった。彼は、明治39年に「脚気細菌を発見した」と報告して人々の注目を浴びて、そのために臨時脚気病調査会の委員に選ばれたようである。ところが、その後、その追試がうまくいかなくなって、明治42年5月以後その研究の方針を180度転換、日本猿などを実験動物として栄養実験をはじめたのである。

明治43年に入ると、これらの研究成果が続々と発表されるようになった。そのころになると、マレー連邦の英国人医学者フレイザーやスタントンなどという人が米糠エキスを使って白米病を治す実験をはじめていた。だから、「だれが一番早く脚気に有効な栄養成分の抽出に成功するか」ということの競争が意識されはじめて、研究発表の先が争われるようになったのである。

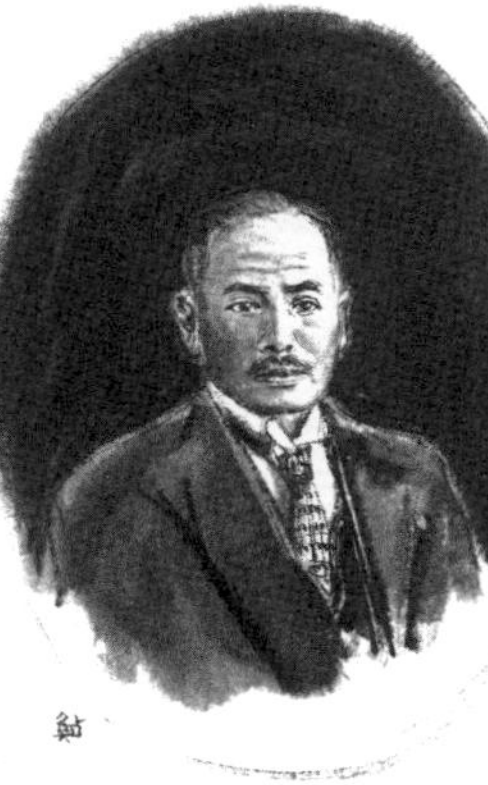

都築　甚之助

### 〈脚気病の特効薬——米糠〉の大衆宣伝

研究発表の一番乗りは志賀潔らであった。志賀が伝染病研究所で脚気の部分的栄養欠乏症説を発表すると、所長の北里柴三郎は「細菌学的研究をもっとしなくてはいけないのではないか」と注文をつけたが、志賀潔らは臆することなくその研究を発展させた。

ところが、明治43年3月27日の新聞が、その研究の成果を「脚気は伝染病？——糠はその特効薬」という記事にすると間もなく、今度は『婦人世界』という婦人雑誌に、弦斎夫人の「脚気病の特効薬発見さる」という記事がのった。「弦斎夫人」というのは、当時『食道楽』という小説で広く知られていた文学者村井弦斎《げんさい》の夫人である。『婦人世界』にのったその記事の反響が大きいことを知ると、村井弦斎その人が「脚気に米糠が有効である」と大宣伝をはじめた。臨時脚気病調査会の研究成果がまとまる以前に、文学者の手によって米糠が脚気の特効薬になることが大々的に宣伝されたのだ。

誰がそんな情報を流したのだろうか。

この件は、もとはといえば臨時脚気病調査会の都築甚之助が「鶏の白米病」の実験を東京渋谷の尾崎兄弟飼禽《しきん》場（養鶏場）に依託したことから始まったことであった。都築は「養鶏場なら鶏がいくらでもいるから実験が容易だ」ということに目をつけて実験を依託したのだったが、尾崎兄弟はその鶏の白米病が米糠でみごとに治ることに感激した。そこで、都築に協力して米糠食品の開発を進めることになったのだが、尾崎兄弟の妹というのが村井弦斎夫人だったのである。村井弦斎は尾崎兄弟の実験を見て「こんなみごとな実験結果があるなら、早く大衆に知らせたほうがいい」と考えて、自らの

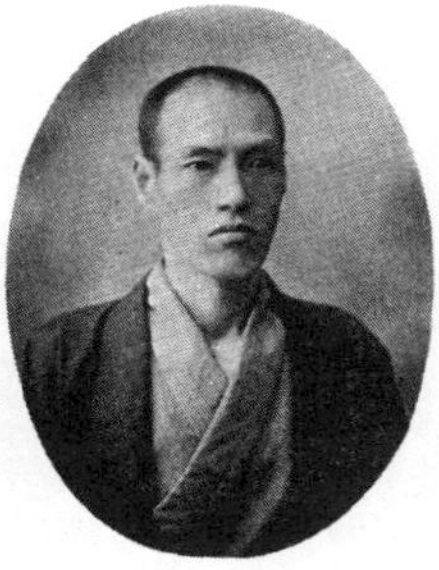

村井弦斎

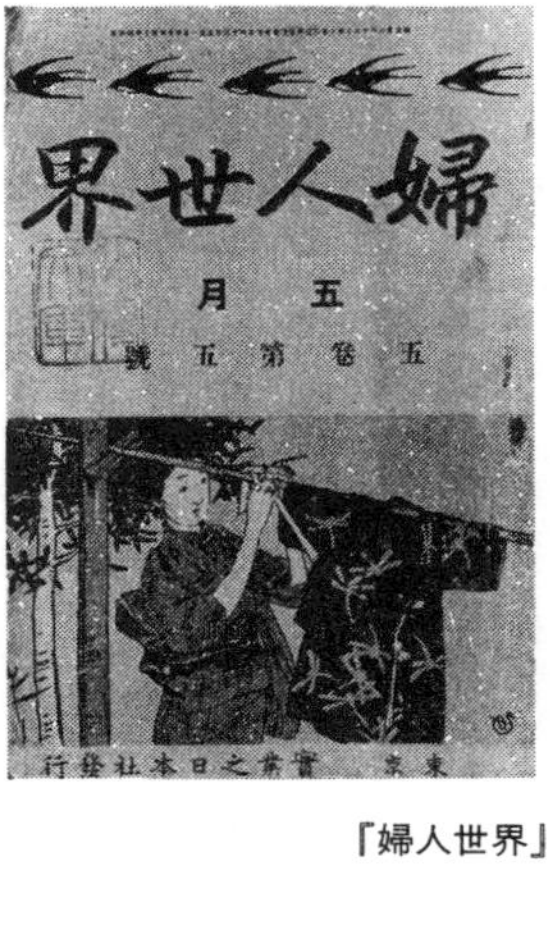



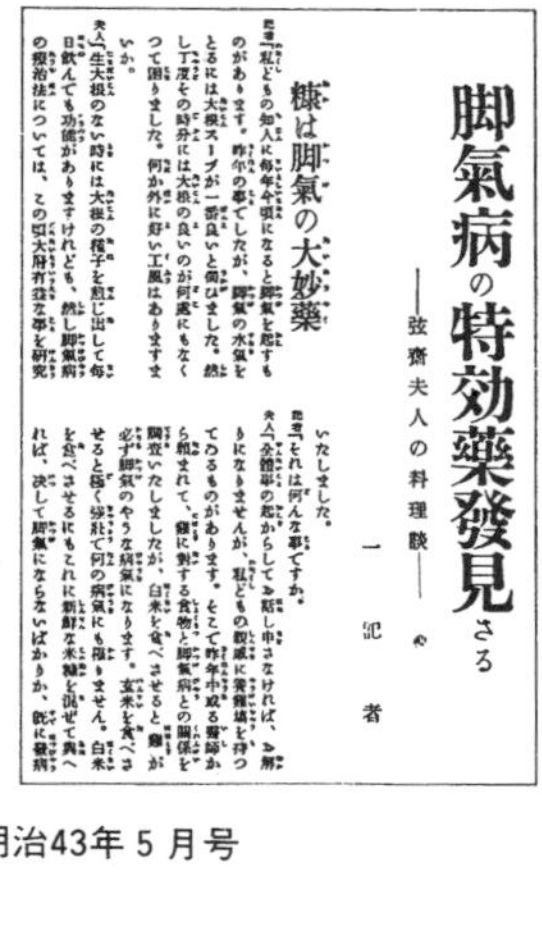

脚氣病の特効藥發見さる
――弦齋夫人の料理談――
一記者

糠は脚氣の大妙藥

記者「私どもの知人に毎年今頃になると脚氣を起すものがあります。昨年の事でしたが、脚氣の水氣をとるには大根スープが一番良いと伺ひました。然し丁度その時分には大根の良いのが何處にもなくつて困りました。何か外に好い工風はありますまいか。

夫人「生大根のない時には大根の種子を煎じ出して毎日飲んでも功能がありますけれども、然し脚氣病の根治法については、この頃大層有益な事を研究いたしました。

記者「それは何んな事ですか。

夫人「全體事の起からしてお話し申さなければ、お解りになりませんが、私どもの親戚に養雞場を持つてゐるものがあります。そこで昨年中或る醫師から頼まれて、雞に對する食物と脚氣病との關係を調査いたしましたが、白米を食べさせると雞が必ず脚氣のやうな病氣になります。玄米を食べさせると極く壯健で何の病氣にも罹りません。白米を食べさせるにもこれに新鮮な米糠を混ぜて與へれば、決して脚氣にならないばかりか、既に發病

『婦人世界』明治43年５月号

利用できるマスコミを使って宣伝しはじめたというわけである。

こうなっては、ジャーナリストの村井弦斎を黙らせるわけにはいかない。そこで犠牲になったのは都築甚之助であった。彼は不用意にその研究成果を流したかどにより、臨時脚気病調査会の委員を罷免されることになってしまった。臨時脚気病調査会の中で唯一の米糠派になった都築が追放されたのである。

## アンチベリベリンの受難と成功

しかし、都築甚之助は挫けなかった。小学校時代「うすのろ」というあだなをつけられたこともある彼は、権力者たちに迎合することが苦手だったのだろう。臨時脚気病調査会を追放になったあと、今度は軍医の職も危うくなると彼は一時ドイツに留学して難を避け、帰国後は民間医として、米糠エキスで脚気治療薬「アンチベリベリン」を開発して大々的な脚気治療を開始したのである。

この脚気治療薬は大きな成果をあげた。彼は人を雇って米糠エキス「アンチベリベリン」の大量生産を行って、その利益をあげることができた。都築《つづき》は名誉を失ったかわりに金を稼ぐことができるようになったのである。

東大医学部におもねる人々はしばしば都築甚之助の「アンチベリベリン」を攻撃したが、そうやって攻撃されればされるほど、藁にもすがりたい脚気患者が彼の主宰する診療所にやってくるようにもなった。そして、その「アンチベリベリン」のおかげで脚気を治すことができたのだった。

しかし、そんな旨い話は、東大医学部の人々や森鴎外などにはまったく信用できないことであった。「そんな馬鹿な。脚気が糠《ぬか》で治るものなら、小便を飲んでも脚気は治る」――東大医学部長の青山胤通は、米糠が脚気に効くという話を聞くと、そう口汚く罵った。尾崎兄弟も鈴木梅太郎も青山からじかにそう罵られたし、その言葉は当時の新聞にも紹介された。

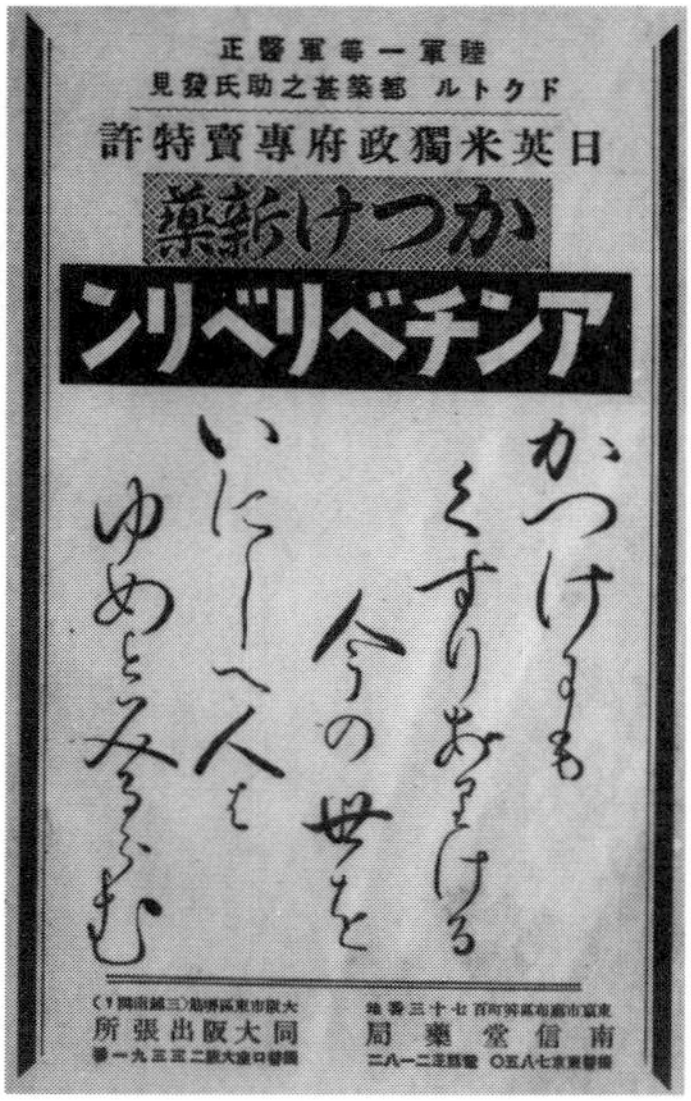

都築甚之助『かつけ談義』（毎月新聞社，1920）に掲載された「アンチベリベリン」の広告

## 糠エキスはいくら大量に与えても脚気には効かない？

いったい、米糠あるいはそのエキスは人間の脚気に効くものだろうか。それとも、それは鶏の白米病には有効だが人間の脚気には効かないのだろうか。そんなことが学会の話題になっている最中の大正3（一九一四）年4月、日本医学会総会が東京で開催されて、東大教授の林春雄が「脚気の研究について」と題して特別講演を行うことになった。それは、当時の東大医学部の学生大森憲太の感想によると、「従来の脚気論争に断を下した」ようなものであった。

すなわち、林は、その講演の中で〈動物の白米病と人間の脚気とは似ているところもあるが違うところが多い〉ということを指摘した上で、最後に、

「糠エキスは動物の白米病には驚くほど効果を示すが、人間の脚気に対しては、どれほど多量に与えても、何の効果も示さない」

という事実をあげて、その決め手としたのである。

ところが、どうだろう。同じ学会で遠城兵造という人は、同じ米糠エキスについて、「未だかってかかる愉快なる治療法に接したことがない」とまで推奨していた。どうしてそんな正反対の結果が出たのだろうか。東大医学部教授の実験結果がもっとも権威あるものとして見るべきなのだろうか。

しかし、その混乱の謎は間もなく明らかになった。林春雄のその実験を担当した田沢鐐二は、その後間もなくドイツに留学して帰ってくると、その実験をやりなおしたが、その結果彼も、ついに「米糠エキスは脚気に対して著しい治療効果を示す」ということを認めるようになったからだ。

前の実験のどこに間違いがあったのだろうか。

じつは、田沢はドイツに留学して、そこで見たことに驚いて帰ってきたのだった。そのころの国際学会では、すでにビタミン研究が盛んになっていたことに目を見張ったのである。

## ヨーロッパでのビタミン研究の進展

じつはそのころ、国際情勢のほうは着々と「麦飯派＝米糠エキス派」に有利になってきたのだった。元来「日本の麦飯派は国際的な栄養学の学理を無視した迷信に過ぎない」と思われていて、伝染病派のほうが国際的な医学に基礎を置いたものだと考えられていたのが、主客転倒《しゅかくてんとう》するようになってきたのである。

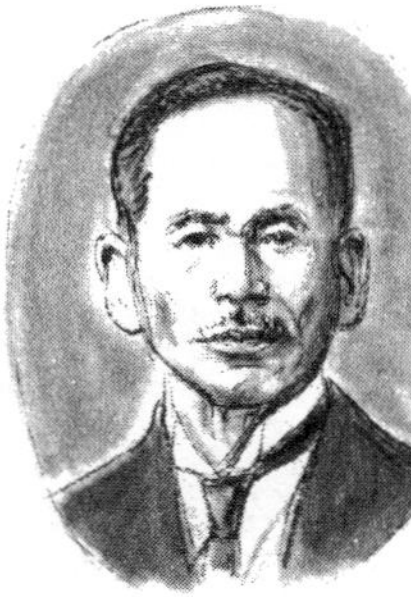
鈴木 梅太郎

明治45（一九一二）年には、イギリスの若い科学者フンクが、「鶏の白米病の予防治療成分の抽出に成功した」と発表して、それに「ビタミン（活動の元）」という名前をつけた。日本で都築甚之助が、「アンチベリベリン」と名付け、鈴木梅太郎が「アベリ酸」「オリザニン」、遠山椿吉が「うりひん」と名付けたものと同じもののことである。それに「フンクが抽出したというその物質」は不純物で、目指す物質そのものではなかった。そんなものなら、日本の鈴木梅太郎のほうが純粋に近い物質にもっと近づいていたといってもよかったのである。

ところが、ヨーロッパでは新しい栄養素の研究は、「脚気以外のこととも関連して幅広く研究されている」という強みがあった。一九〇五（明治38）年には、あのオランダのペーケルハーリンがこれまで知られていた純栄養素だけでネズミを飼育する実験を行って、動物の生存にはこれまでに知られていた栄養素のほかに少量の副栄養素が必要なことを明らかにしていた。そして、その翌年にはイギリスのホプキンズもほぼ同じ実験をして、「動物の生存には従来の栄養素のほかに少量の副栄養素が必要だ」と主張した。このような「副栄養素＝ビタミン」が動物の生存に必要だとすると、「人間の脚気もその副栄養素の欠乏のために生ずる」と考えるのが自然になってくる。実際、そのような微量な栄養素が不足すると「壊血病《かいけつ》」や「鳥目」になることもわかってきたのである。

## 田沢鐐二の実験結果の修正

外国留学中にそういう研究の雰囲気を感じた田沢鐐二は、改めて「脚気に糠エキスが効く」という仮説のもとに実験をしなおしてみる必要を感じた。そして、従来よりもずっと多量の糠エキスを患者に与えることにした。すると、どうしたことか、「糠エキスは脚気の治療に有効」ということが確かめられたのである。

いまから考えてみると、後の実験で使用した糠エキスの量でさえ「鶏の脚気治療に必要な分量と比べてもあまりにも少量に過ぎるものであった」という。それなのに、よくもまあ「どれほど多量に与えても、何の効果も示さない」などと大胆な結論を出したものである。「糠エキスなんか人間の脚気に効くはずがない」という青山胤道流の予断があったための勇み足であったことに間違いない。

田沢鐐二の実験結果の修正発表は大正6年に行われたが、その翌年の日本医学会は大荒れに荒れることになった。田沢鐐二らは、これまでの自分たちの間違いをひた隠しにするために、逆に都築甚之助のアンチベリベリンに攻撃を仕掛けることにしたからである。

このように、脚気研究史を見てくると、その歴史があまりにも人間臭いものであることが明らかになってくる。科学研究というものは厳正なものでなければならないはずなのに、そんなことよりも派閥の力がものを言ってきたことが恐ろしく思われる。これは、昔のことばかりとはいえない。いまもなお、いろいろな研究分野、とくに創造性が必要とされる分野で繰り返されているといって間違いないだろう。創造的な科学研究の伝統のないところではそういうことが日常的だといってもいいのである。

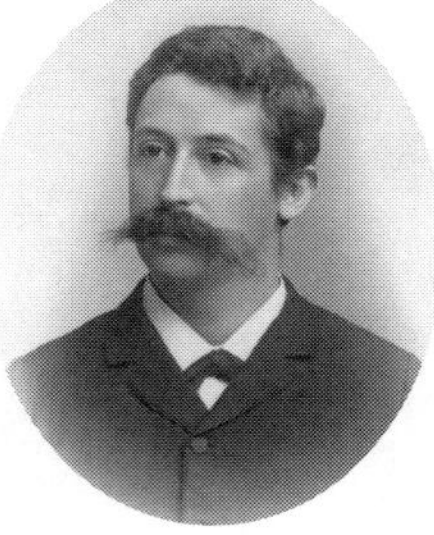

クリスティアーン・エイクマン

エイクマンによってその存在が示唆された「脚気を予防する物質」は、現在「ビタミン$B_1$」と呼ばれている。一九二九年、エイクマンに「抗神経炎ビタミンの発見」の功績でノーベル賞が与えられた。こうして、脚気治療をめぐる科学者達の論争に決着がついたのである。

## おわりに――「模倣の時代」と創造への道

これまでの経過を見れば、結果的にはこういうことが言えます。――つまり、日本の医学者たちは、麦飯の採用によって脚気病克服への道を確実に進むことによって、新しい栄養素、ビタミンの発見への道を確実にたどっていたのです。それなのに、その研究成果をうけつぐべき東大医学部と陸軍省医務当局の人々が、こともあろうに麦飯派や米糠派を弾圧してその研究への道をみずから閉ざしてしまったのです。

東大医学部や陸軍省医務当局の人々が、早くから、いや遅くからでもいい、「麦飯が脚気に効くという事実」を認めたとしたら、この研究史はどう変わっていたことでしょうか。

そうしたら、まず「麦飯を食べさせているのに、脚気がいっこうに減らない」という一群のグループのことが問題になったことでしょう。じっさい、鐘ヶ淵紡績の寮などでは、白米を麦飯に切り変えてもなお脚気があまり減少しなくて困っていたのです。それは何故だったのか、そのことを追求したら、その会社では「一度炊いた麦を水洗いしていた」ことなどが判明したでしょう。そういうことがわかったら、「麦飯の中の脚気予防有効成分は水に溶けやすい物質である」ということがわかってきます。そこで、脚気予防に有効な微量物質を突きとめることもさして困難ではなかったはずなのです。

しかし、〈模倣の時代〉には、そのように創造的に考えることはなかなか許されることではありませんでした。いや、東大医学部や陸軍省医務局の当事者たちは、「模倣すべきものを誤った」と言っていいのです。脚気はもともと西洋に無く、東洋特有の病気でした。だから、西洋医学を模倣すること以上に、日本の伝統的な医者たちが、この病気にどのように対処してきたかを真剣に学んだ方がよかったのです。そうすれば、一七三〇年ごろ、林一烏《はやしいちう》(一六八〇～一七六八)という医者が「脚気治療には白米を厳禁し、麦飯や大豆を与えるといい」という療法を確立していた、ということが明らかになっていたはずです。堀内利国の部下の重地軍医は、そういう日本伝来の療法を知っていたから、上官の堀内に嫌われながらも、麦飯採用をねばり強く進言しえたのです。

　これからだって、私たちのまわりには物事を創造的に考える人々よりも、権威にしがみついて考える人々が沢山いて悩まされることでしょう。そういう人を一人ひとり説得したり排除していく気力がなければ、結局のところ私たちの創造性も発揮できないことを忘れてはいけないのです。

　いつの時代であっても、日本人は、自らの時代のことをあからさまに「模倣の時代」と称したことはありません。いつの時代でも人々は、「創造」のほうが「模倣」よりもずっと格好いいことと考えてきたといってもいいのです。それなのに、「真の創造性というものは如何にして発揮されるものであるか」ということを知らなかったために、日本人は絶えず他人と自分の創造性を押し殺してきたといえるのです。いくら、「これからの時代は創造の時代だ」という掛け声が高くとも、それに誤魔化されてはなりません。

　私たちはこれから、人々が少しでも真の創造性を発揮しやすいような物質的・精神的な条件をととのえていくように努めることが必要なのです。

　このことに関連して、私は『模倣と創造』（仮説社）という本も書いています。今でも入手しうる本なので、興味があったらお読みいただければうれしく思います。

**〔追記〕——歴史の偽造**

　本書の「前口上」文末に、私はこの物語を「事実は小説より奇なり」と記しましたが、本書の原本である『模倣の時代』を世に出したあとになって、さらにおそるべきことを知りました。昭和18年8月に「陸軍省医務局内陸軍軍医団」が発行した『軍陣医学提要』という全文三八八ページからなる文書の「21.脚気」の項に、「主食と本病との間に関係あることは森軍医総監の達見により主唱せられ、明治十七年以後、米食を逐次《ちくじ》米麦食に変えたるに、急激に軍隊の脚気の減少を見たる事実之《これ》を裏書きせり」と明記されていたのです。死ぬまで麦飯支給に反対してきたことが明らかな森鴎外が麦飯支給を「主唱し軍隊の脚気を急激に減少させた」というのです。事実を知らぬ部外者が無知のためそう書いたとしても仕方が無いかも知れませんが、脚気急増の責任者であった陸軍省医務局がそう書いたのは、「歴史の偽造」を意図したものと断定せざるを得ません。

著者紹介

板倉聖宣《いたくらきよのぶ》

1930年　東京下谷（現・台東区東上野）に生まれる。10人兄弟の７番目（四男）。家は医療器械製造業を営む。小学生のころ「小学生全集」の『算術の話』『児童物理化学物語』を読み感動。以後，子ども向きの科学読み物に愛着を持つ。
1951年　学生時代に自然弁証法研究会を組織。機関誌『科学と方法』を創刊。
1958年　物理学の歴史の研究によって理学博士となる。
1959年　国立教育研究所（現・国立教育政策研究所）に勤務。
1963年　仮説実験授業を提唱。科学教育に関する研究を多数発表。教育の改革に取り組む。また,『発明発見物語全集』『少年少女科学名著全集』(いずれも国土社）を執筆・編集し，科学読み物の研究を続ける。
1973年　教育雑誌『ひと』（太郎次郎社）を遠山啓らと創刊。
1983年　教育雑誌『たのしい授業』（仮説社）を創刊。編集代表。
1995年　国立教育研究所を定年退職。私立板倉研究室を設立。同時にサイエンスシアター運動を提唱・実施。
2013 ～ 2016年　日本科学史学会会長。

## 主な著書

『もしも原子がみえたなら』『空気と水のじっけん』『科学的とはどういうことか』『地球ってほんとにまあるいの？』『砂鉄とじしゃくのなぞ』『ジャガイモの花と実』『科学の本の読み方すすめ方』（名倉弘と共著）『サイエンスシアターシリーズ』（以上，仮説社）『ぼくらはガリレオ』『ぼくがあるくと月もあるく』（岩波書店）『火曜日には火の用心』（国土社）などの啓蒙的な本の他に，『仮説実験授業』『未来の科学教育』『科学と科学教育の源流』『科学者伝記小事典』『フランクリン』『原子とつきあう本』『原子論の歴史（上・下）』『増補 日本理科教育史（付・年表）』（以上，仮説社）など。

**脚気の歴史　日本人の創造性をめぐる闘い**

2013 年 11月 15 日　初版発行（2000 部）
2018 年 1 月 30 日　２刷発行（1000 部）

著者　板倉聖宣　
発行　株式会社 仮説社
170-0002 東京都豊島区巣鴨1-14-5第一松岡ビル３F
電話 03-6902-2121　FAX 03-6902-2125
www.kasetu.co.jp　mail@kasetu.co.jp
イラスト　梶 鮎太
装丁　渡辺次郎
印刷・製本　平河工業社
用紙　鵬紙業（表紙：モデラトーンシルキー四六Y135kg／本文：モンテルキア菊T41.5kg）
Printed in Japan　ISBN 978-4-7735-0245-9　C0340